RAPPORT

SUR

L'ÉPIDÉMIE DE FIÈVRE TYPHOÏDE

QUI A RÉGNÉ A LYON EN 1898

Fait au nom de la Commission nommée par la Société de médecine

PAR

Le DR Gabriel ROUX

Professeur agrégé à la Faculté de médecine,
Directeur du Bureau municipal d'Hygiène.

———— ✂ ————

Rapport lu à la Société nationale de médecine de Lyon,
les 19 et 26 décembre 1898.

LYON

ASSOCIATION TYPOGRAPHIQUE

F. PLAN, rue de la Barre, 12.

——

1899

RAPPORT

SUR

L'ÉPIDÉMIE DE FIÈVRE TYPHOIDE

QUI A RÉGNÉ A LYON EN 1898

Fait au nom de la Commission nommée par la Société de médecine

PAR

LE Dʀ GABRIEL ROUX

Professeur agrégé à la Faculté de médecine,
Directeur du Bureau municipal d'Hygiène.

———✄·····

Rapport lu à la Société nationale de médecine de Lyon,
les 19 et 26 décembre 1898.

LYON

ASSOCIATION TYPOGRAPHIQUE

F. PLAN, rue de la Barre, 12.

—

1899

RAPPORT

SUR

L'ÉPIDÉMIE DE FIÈVRE TYPHOÏDE

QUI A RÉGNÉ A LYON EN 1898

La fièvre typhoïde vient de sévir à Lyon, pendant le dernier semestre de l'année 1898, avec une intensité que nous n'avions plus constatée depuis la grande épidémie de 1874, si admirablement décrite par le regretté professeur Rollet. La *Société nationale de médecine*, fidèle aux principes qu'elle a toujours scrupuleusement observés de ne jamais rester étrangère à tout ce qui touche de près ou de loin à l'hygiène, à la salubrité et à la nosologie de la cité lyonnaise, n'a pas manqué de se préoccuper de l'état de choses actuel et, dans sa séance du 24 octobre, a nommé une Commission spéciale chargée d'étudier avec soin l'origine, la marche, la physionomie, le degré d'importance numérique et de gravité, etc., de la présente épidémie, comme aussi les moyens à employer pour s'opposer, si possible, à la reconstitution des mêmes causes étiologiques qui ont amené ou favorisé son éclosion.

Cette Commission, composée, indépendamment de M. le président Lépine et de M. le Secrétaire général Marduel, membres de droit, de MM. Colrat, Roque, Roux, Tournier, Vinay, s'est réunie pour la première fois à l'Hôtel-Dieu, salle Pasteur, le 28 octobre.

Après avoir entendu les explications orales fournies par M. G. Roux qui, en sa qualité de directeur du Bureau municipal d'hygiène, avait, depuis plusieurs semaines déjà, rassemblé tous les éléments d'information d'ordre statistique ou scientifique se rapportant à l'épidémie en cours, et après avoir pris connaissance des documents ainsi recueillis, la Commission l'a chargé de continuer l'enquête commencée et lui a confié le soin de rédiger un rapport d'ensemble qui, après avoir été approuvé par elle, serait présenté à la Société de médecine et constituerait le point de départ de la discussion générale.

Dans une seconde réunion de la Commission quelques faits nouveaux lui ont été signalés par le Rapporteur qui s'est engagé à fournir au plus tôt les résultats de ses investigations, lesquels sont consignés dans le présent rapport lu devant la Commission le 10 décembre et dont les conclusions ont été approuvées par elle.

Messieurs, ce rapport sera aussi bref et aussi concis que possible, c'est le meilleur moyen, je crois, de le rendre clair, facilement compréhensible et vraiment utile.

J'y étudierai successivement :

I. Le début et l'origine topographique de l'épidémie, son allure générale et sa marche.

II. A) La morbidité sous ses principaux aspects : répartition par mois, par arrondissements, par âges, sexe, professions. Indication de l'immunité observée dans le groupe militaire et signalée par M. Dupard ;

B) La mortalité ; sa comparaison avec celle de 1874 et celle de 1896-1897.

III. Recherche des facteurs étiologiques probables ; documents de divers ordres : d'observation, administratifs, microbiques et expérimentaux.

IV. Conclusions.

I

DÉBUT ET ORIGINE TOPOGRAPHIQUE DE L'ÉPIDÉMIE, SON ALLURE GÉNÉRALE ET SA MARCHE.

Et d'abord, y a-t-il eu vraiment épidémie, au sens étymologique de ce mot (επι δημος, maladie qui s'abat sur le peuple), ou ne s'est-il simplement agi que d'une exacerbation plus importante que de coutume, de la poussée saisonnière qui, chaque année, pendant la saison chaude, donne à l'endémie (εν δημος, maladie qui règne ordinairement dans le peuple) habituelle, un caractère de pseudo-épidémie ?

La fièvre typhoïde, en effet, a toujours été endémique à Lyon, et le nombre de cas enregistrés annuellement varie dans d'assez faibles proportions ; mais ce qui est constant et a été signalé par tous ceux qui se sont occupés de l'épidémiologie lyonnaise (Meynet, Mayet, Teissier, Lacassagne, Horand, Clément, etc.), c'est la recrudescence estivale qui, sur les graphiques, se traduit par une ou plusieurs brusques ascensions de la courbe de morbidité pendant les mois de juillet, août et septembre.

Or, depuis la petite épidémie de décembre 1896, janvier 1897, qui se produisit, on s'en souvient, à la suite de crues considérables et simultanées du Rhône et de la Saône et de l'inondation de la plupart des caves et des fosses d'aisances des parties basses de la ville, il semble que certains facteurs typhogènes (très probablement en rapport avec l'infection du sous-sol et de la nappe souterraine) soient devenus plus nombreux ou aient acquis et conservé un pouvoir nocif plus considérable qu'autrefois, d'où augmentation assez sensible, depuis deux ans, du nombre de cas de fièvre typhoïde observés pendant la durée de l'exacerbation saisonnière, dont les allures se rapprochent dès lors de plus en plus de celles qu'affecterait une véritable manifestation épidémique.

Je dois ajouter que si nous n'avions eu pour nous rensei-

gner que les documents officiellement connus du Bureau
d'hygiène, nous aurions dû forcément conclure, pendant un
certain temps tout au moins, qu'il n'y avait pas, en 1898,
d'épidémie à proprement parler.

Les déclarations de maladies transmissibles prescrites aux
médecins par la loi du 30 novembre 1892, laquelle a été mise
à exécution dans notre ville à partir du 30 août 1894, ne se
font en effet que de très imparfaite façon et, après avoir
numériquement progressé jusqu'en 1897, semblent aller
maintenant en décroissant, comme tend à le faire supposer
l'examen du tableau suivant :

*Déclarations pour cas de fièvre typhoïde faites par les
médecins ou les hôpitaux.*

En 1895, sur 246 cas officiellement connus, 142 déclarations.

En 1896, sur 281 cas officiellement connus, 172 déclarations, dont 109 par les médecins et 63 par les hôpitaux.

En 1897, sur 367 cas officiellement connus, 348 déclarations, dont 166 par les médecins et 182 par les hôpitaux.

En 1898 (fin octobre), sur 352 cas officiellement connus,
251 déclarations, dont 127 par les médecins et 124 par les
hôpitaux.

(Il est à noter que l'écart entre le chiffre réel de la morbidité et celui des déclarations doit être bien plus considérable
encore que celui indiqué dans le tableau ci-dessus, où, par
cas officiellement connus, on entend simplement ceux portés
à la connaissance du Bureau d'hygiène par les demandes
de désinfection, les notes des commissaires de police, les cer-
tificats de décès, etc.)

Le résultat immédiat de cette pénurie de déclarations a
été, cette année, des plus frappants et aurait pu, sans d'autres informations d'origine officieuse, faire complètement
méconnaître l'existence de l'épidémie à ses débuts. En effet,
de 6 cas enregistrés en juin 1898 par le Bureau d'hygiène,
nous montons à 30 au mois de juillet; mais en 1897 il y avait

eu 33 cas pendant ce même mois de juillet. De même en août, nous avons 61 cas en 1898, contre 53 en 1897 et en septembre 99, contre 82 en 1897.

Ce n'était certes pas avec de semblables indications que le Bureau d'hygiène pouvait être mis sur la voie de l'existence d'une épidémie relativement assez importante de fièvre typhoïde. Un premier *desideratum* qui sera renouvelé aux conclusions s'impose donc ici, c'est celui concernant l'observation aussi stricte que possible par les médecins des prescriptions de la loi du 30 novembre 1892, sur la déclaration obligatoire de certaines maladies transmissibles.

A ces documents officiels absolument insuffisants, des renseignements officieux d'ordre varié vinrent heureusement s'ajouter, et dès la seconde quinzaine de septembre, le Bureau d'hygiène commençait une enquête sur les causes probables de l'intensité extraordinaire que présentait la recrudescence estivale des cas de fièvre typhoïde et se livrait, notamment, dans le laboratoire qui lui est annexé, à toute une série d'analyses microbiologiques sur les diverses eaux de boisson consommées à Lyon. L'enquête continuée jusqu'à ces jours derniers fait penser qu'il a dû y avoir à Lyon, de juillet à novembre, près d'un millier de cas de fièvre typhoïde, et les graphiques constitués, on ne pouvait faire autrement, avec les seuls documents officiels, démontrent qu'à la suite d'une ascension brusque de la courbe de morbidité de juin à septembre, un plateau quelque peu surélevé s'est établi qui relie ce dernier mois à octobre, époque à partir de laquelle la ligne devient nettement descendante.

Nous n'avons fait entrer en ligne de compte dans nos statistiques que les cas provenant de l'agglomération lyonnaise proprement dite, à l'exclusion de ceux de la banlieue; mais il importe de bien noter ici une fois pour toutes, et de très expresse façon, que nous avons dû, pour établir ces statistiques, dresser nos tableaux de pourcentages et constituer les graphiques ci-inclus, n'utiliser exclusivement que les documents officiels portés à la connaissance du Bureau d'hygiène au cours de l'épidémie.

Seuls, en effet, les cas officiellement déclarés au fur et à mesure de leur apparition ont pu être l'objet d'une enquête toute spéciale visant les points qu'il nous était plus particulièrement utile de connaître et seuls aussi ils étaient capables de nous fournir des éléments sûrs d'appréciations comparatives.

Ces dernières, malheureusement, ne peuvent qu'être approximatives, car l'écart a été énorme entre le nombre des cas qui ont réellement existé et le chiffre de ceux qui ont été administrativement déclarés.

Et ce ne sont pas seulement les praticiens de la ville qui ont négligé d'envoyer des bulletins de déclarations ; les hôpitaux eux-mêmes, qui ne sont, il est vrai, que de simples intermédiaires entre les médecins de leurs divers services et le Bureau d'hygiène, n'ont déclaré, malgré des réclamations réitérées, que le quart environ des cas de fièvre typhoïde hospitalisés. En effet, sur près de 600 cas traités dans les divers hôpitaux de Lyon du commencement de juillet à fin décembre 1898 (Hôtel-Dieu, 357 ; Croix-Rousse, 57 ; Saint-Pothin, 42 ; Charité, 137, dont douze dans la banlieue), 156 seulement ont été officiellement déclarés et ont pu être justiciables de l'enquête dont il a été question plus haut.

Un tel écart ne pourra manquer de frapper tous nos confrères qui, nous en sommes convaincus, voudront bien joindre leurs efforts aux nôtres pour étudier les moyens de faire disparaître un état de choses si défectueux à tous égards et capable de compromettre gravement, à un moment donné, les intérêts de l'hygiène et de la salubrité publiques.

Le nombre absolument insolite de cas de dothiénentérie observés à Lyon pendant les mois de juillet, août, septembre, octobre, l'existence dans la courbe de morbidité du plateau ascendant ci-dessus signalé, quelques faits enfin d'ordre microbique qui seront exposés plus loin permettent d'affirmer que c'est bien à l'éclosion d'une véritable épidémie que nous venons d'assister et non à une simple exacerbation estivale

GRAPHIQUE COMPARATIF DU NIVEAU DES EAUX DU RHONE (NAPPE SOUTERRAINE)

du niveau de l'eau dans les bassins filtrants, de l'intensité de l'aspiration par les machines de Saint-Clair et de la morbidité par fièvre typhoïde en 1898.

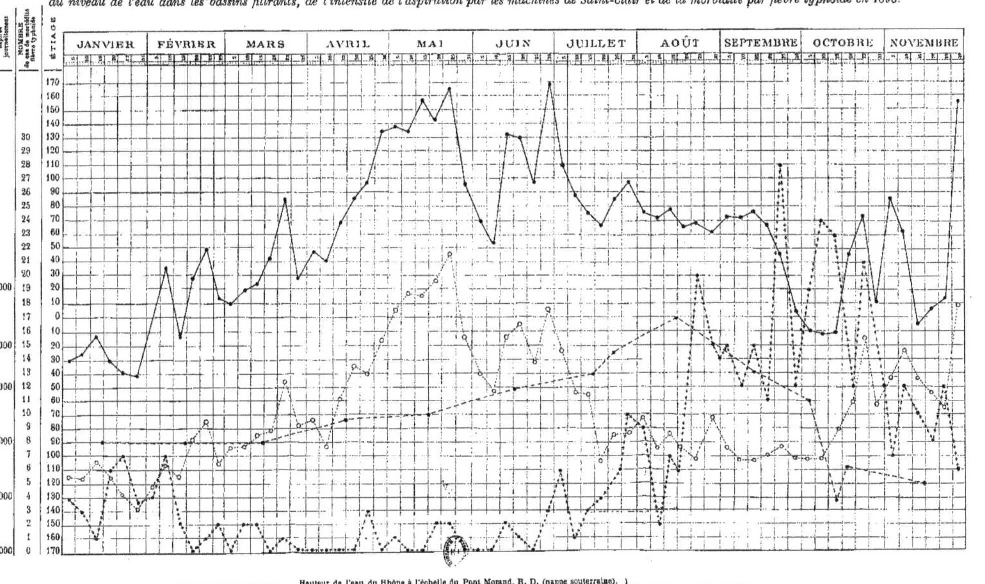

Hauteur de l'eau du Rhône à l'échelle du Pont Morand, R. D. (nappe souterraine).
Hauteur de l'eau dans les galeries de filtration de Saint-Clair.
} Moyennes par périodes de 5 jours.

Morbidité par fièvre typhoïde (cas déclarés au Bureau d'Hygiène par période de 5 jours).

Nombre de mètres cubes d'eau aspirés journellement dans les galeries de filtration par les machines de Saint-Clair.

plus prononcée que de coutume dans l'état endémique habituel.

Quand a débuté l'épidémie? En nous basant toujours et exclusivement sur les documents officiels, les seuls qui présentent un degré suffisant de certitude, nous pouvons dire que c'est très probablement fin juillet ou au commencement du mois d'août, que ce début a eu lieu ; quant au maximum, il paraît avoir été atteint dans la seconde quinzaine de septembre et s'est maintenu jusqu'à la fin du mois d'octobre. Il y a ensuite diminution manifeste en novembre, ainsi qu'en témoigne le graphique ci-contre (graphique n° 1) (1).

Si on répartit par quinzaines le nombre de cas déclarés de juillet à fin novembre, comme dans le tableau ci-dessous, on se rend mieux compte encore de la marche de la maladie.

JUILLET	Du 1er au 15,	11 cas	30 cas.
	Du 16 au 31,	19 cas	
AOUT.......	Du 1er au 15,	23 cas	61 cas.
	Du 16 au 31,	38 cas	
SEPTEMBRE ..	Du 1er au 15,	46 cas	99 cas.
	Du 16 au 30,	53 cas	
OCTOBRE....	Du 1er au 15,	63 cas	113 cas.
	Du 16 au 31,	50 cas	
NOVEMBRE...	Du 1er au 15,	34 cas	63 cas.
	Du 16 au 30,	29 cas	

Si enfin on établit la courbe de morbité par périodes de cinq jours, comme cela existe dans le graphique n° 2 (2), où

(1) Un graphique constitué à l'aide des chiffres représentant les entrées mensuelles à l'Hôtel-Dieu pour cause de dothiénentérie, chiffres que nous n'avons pu avoir qu'après coup, se superposerait très exactement à celui que nous présentons ici (graphique n° 1). Ces entrées sont en effet: juillet, 40 ; août, 62 ; septembre, 83 ; octobre, 90 ; novembre, 31 ; décembre, 4.

(2) Voir le graphique 2 hors texte.

*Courbes comparatives de la morbidité et de la mortalité par fièvre
typhoïde pendant l'épidémie de 1898.*

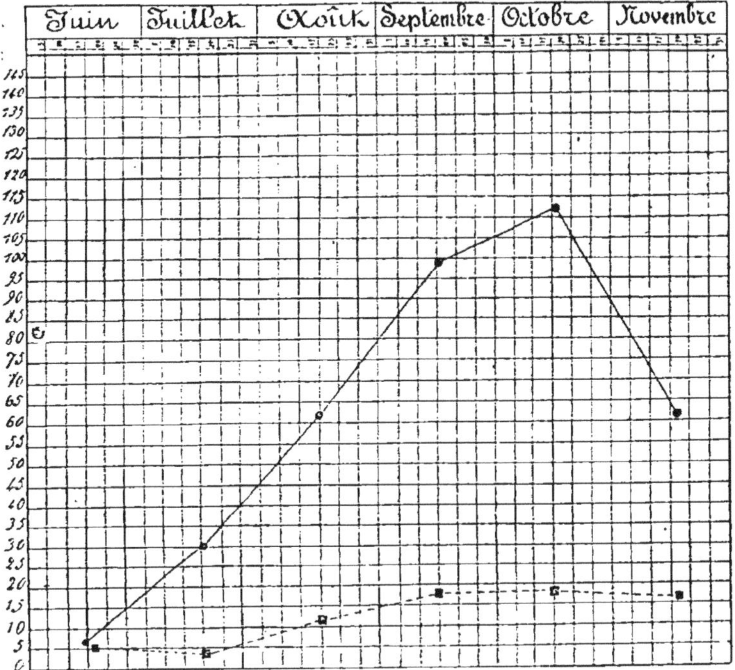

se trouvent indiquées aussi les courbes du niveau de l'eau
du Rhône, qui est à très peu près celui de la nappe souterraine et de celui des galeries de filtration de Saint-Clair,
(moyennes calculées par périodes de cinq jours), en même
temps que les variations de l'aspiration opérée dans ces galeries, par les machines de la Compagnie des Eaux, aspiration
sur laquelle nous aurons bientôt à revenir, on se rend

plus facilement compte encore de la marche de l'épidémie et de son allure quelque peu accidentée et irrégulière, ayant avec celle de 1874 une réelle analogie que met en évidence l'examen comparatif du graphique général de morbidité journalière dressé par M. Rollet et celui par périodes de cinq jours auquel il vient d'être fait allusion.

Où a débuté l'épidémie ? A-t-il existé un foyer épidémique initial ?

On sait que lors de l'épidémie de 1874, s'il a été possible de déterminer, dès son début, un foyer initial, d'où la maladie s'est ensuite répandue dans les alentours immédiats, foyer qui était dans le voisignage de la Halle des Cordeliers et du Lycée Ampère, la dothiénentérie n'en a pas moins été, dès le principe, disséminée aux quatre coins de la ville.

Cette année, il en a été de même et les divers arrondissements ont été progressivement frappés dans des proportions sensiblement identiques à celles que nous avons coutume de constater chaque année, lors des recrudescences estivales, et cela sans un véritable caractère de massivité qui aurait été sûrement observé si une cause unique et générale (l'alimentation par l'eau de la Compagnie, par exemple) avait provoqué l'apparition de l'épidémie.

Quant à la marche de celle-ci, elle a été caractérisée par une série de soubresauts, de maxima successifs d'inégale importance, dont le premier, peu accentué, se trouve dans la dernière semaine de juillet; le second, beaucoup plus fort, dans la seconde quinzaine d'août; le troisième, qui est le plus élevé de tous, dans la seconde quinzaine d'octobre. A partir de ce moment, la courbe présente de grandes oscillations, mais continue à donner, pendant toute la durée du mois d'octobre, des sommets se rapprochant plus ou moins du principal maximum ; en novembre enfin, baisse infiniment plus accentuée, si surtout l'on tient compte de ce fait, qu'un assez grand nombre de cas n'ont été connus à ce moment que par les déclarations de décès et doivent, de ce fait, légitimement appartenir à la morbidité du mois précédent.

II

A) LA MORBIDITÉ ENVISAGÉE SOUS SES PRINCIPAUX ASPECTS :
RÉPARTITION PAR MOIS, PAR ARRONDISSEMENTS, AGES, SEXES,
PROFESSIONS ; IMMUNITÉ DU GROUPE MILITAIRE.

Répartition par mois. — Ce qui vient d'être dit dans le
paragraphe précédent, au sujet de la date d'apparition et de
la marche de l'épidémie, nous permettra d'être très bref en
ce qui concerne la répartition des cas de morbidité par mois,
et nous nous contentons de renvoyer le lecteur au graphique 1 qui la donne en même temps que celle des décès,
cette dernière représentant un segment d'ellipse à très faible courbure.

Répartition par arrondissements. — Quant à la répartition topographique ou par arrondissements, elle est sensiblement la même que celle des années précédentes, qu'il
ait ou non existé un mouvement épidémique. En effet, sur
un total de 366 cas de fièvre typhoïde qui ont été officiellement connus du Bureau d'hygiène, de juillet à fin novembre, 217, c'est-à-dire près des trois quarts, se sont produits
sur la rive gauche du Rhône, dans les 3ᵉ et 6ᵉ arrondissements (133 dans le 3ᵉ et 84 dans le 6ᵉ).

C'est là un fait de la plus haute importance et qu'il nous
faut dès maintenant retenir en le soulignant.

Viennent ensuite, comme importance numérique de morbidité, le 2ᵉ arrondissement avec 68 cas, et puis, un peu plus
frappés proportionnellement qu'ils ne le sont d'habitude, le
5ᵉ (42 cas), le 1ᵉʳ (27 cas), et enfin le 4ᵉ (12 cas).

Mais la répartition des cas par arrondissements, exprimée
de la sorte et telle qu'elle apparaît dans le graphique 3, ne
présente pas un caractère suffisant d'exactitude, la proportionnalité du nombre de cas au chiffre de la population propre à chaque arrondissement n'étant pas indiquée. Or, ce
n'est qu'en réunissant ces deux éléments d'appréciation que
l'on peut se faire une idée juste du degré d'intensité et de

*Chiffre total de la morbidité et de la mortalité
par arrondissements.*

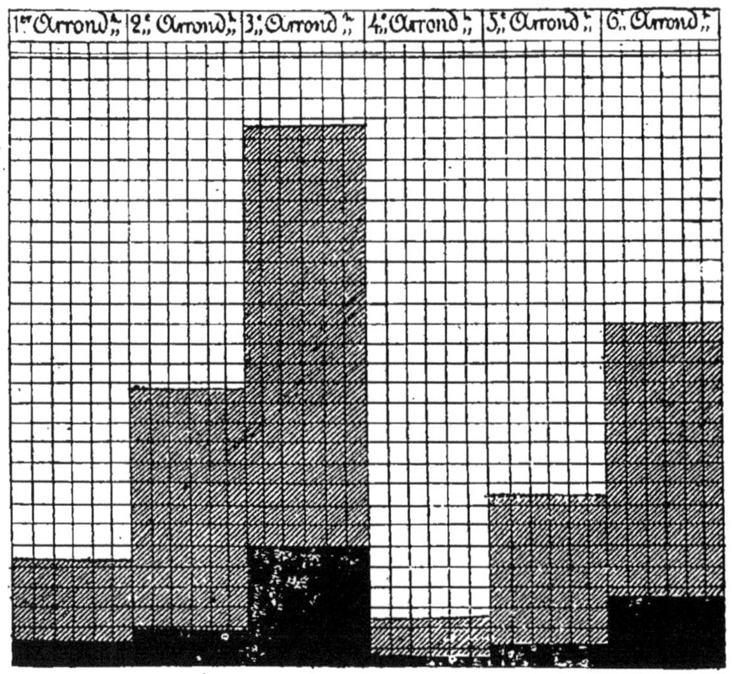

gravité numérique qu'a eu l'épidémie dans chaque quartier.
En vue d'obtenir un semblable résultat, j'ai établi aussi
strictement que possible le chiffre réel de la population permanente de chacun des arrondissements; j'ai pour cela dé-
falqué du chiffre total fourni par le dernier recensement
général (1896) celui qui représente les militaires qui n'en-

trent pas dans notre statistique civile, celui des résidents
absents, des passagers, etc., et j'ai ainsi obtenu la série
suivante de nombres qui m'a permis de calculer le pourcentage de morbidité rapporté, pour chaque arrondissement,
au chiffre de sa population.

Ces documents intéressants sont renfermés dans le tableau suivant :

Arrondissements.	Population réelle.	Pourcent. de morbidité.
1er arrondis'....	65.630	0,0411
2e — ...	75.407	0,0902
3e — ...	138.940	0,0958
4e — ...	35.863	0,0334
5e — ...	54.151	0,0775
6e — ...	78.220	0,1074

Les chiffres ci-dessus, qui représentent les pourcentages
de morbidité, ayant été calculés en se basant uniquement
sur les déclarations faites au Bureau d'hygiène, sont évidemment bien inférieurs à la réalité et il faudrait, je pense,
les tripler pour approcher de cette dernière ; mais, tels quels,
ils conservent, pour l'usage que nous en voulons faire, c'està-dire pour leur comparaison les uns avec les autres, toute
leur valeur et vont nous permettre de juger quel degré réel
d'importance numérique proportionnelle l'épidémie actuelle
a présenté dans chacun des arrondissements qui, sous ce
rapport, doivent être placés dans l'ordre décroissant suivant :

1°	VIe arrond', avec pourcentage de...			0,1074
2°	IIIe	—	—	0,0958
3°	IIe	—	—	0,0902
4°	Ve	—	—	0,0775
5°	Ier	—	—	0,0411
6°	IVe	—	—	0,0334

Or, cette classification est exactement celle que l'on observe en temps ordinaire, lorsque la fièvre typhoïde ne se

manifeste qu'à l'état endémique avec exacerbation saisonnière.

Il est important de noter cette conservation, en 1898, de
l'ordre suivant lequel se trouvent toujours placés les différents arrondissements de l'agglomération lyonnaise au point
de vue du pourcentage de la morbidité.

Il n'est pas sans intérèt non plus de faire remarquer d'ores
et déjà, les écarts considérables pouvant aller du simple au
triple qui existent entre les divers pourcentages.

Il est bien probable que si une cause générale unique,
commune à tous les arrondissements, avait ici agi, ces écarts
ne seraient pas aussi notables.

Répartition par sexes. — Les femmes atteintes de fièvre
typhoïde au cours de l'épidémie actuelle paraissent avoir été
un peu plus nombreuses que les hommes, dans la proportion d'environ 56,56 °/₀ contre 43,43 °/₀.

Ce fait d'observation semble, au premier abord, être en
discordance avec celui de même ordre rapporté par M. Rollet
dans son travail sur l'épidémie de 1874; mais cette discordance n'est qu'apparente, et en 1874, comme en 1898, les
femmes ont payé un plus lourd tribut à la maladie. Si,
en effet, on soustrait du chiffre total afférent aux hommes
en 1874, lequel était de 1.117, celui ayant trait aux malades
militaires qui ont été au nombre de 461, il ne reste dans la
population civile que 656 hommes contre 807 femmes,
proportion se rapprochant beaucoup de celle de cette
année.

Répartition par âges. — Le groupement des cas suivant
l'âge des sujets atteints est celui que l'on observe d'habitude;
c'est, comme à l'ordinaire, de 16 à 30 ans que l'on a constaté le plus de malades.

Voici, au reste, le tableau des pourcentages par périodes
de cinq ans, et celui de ces mêmes périodes classées par ordre décroissant d'importance numérique en ce qui concerne
la morbidité :

Ages.	Pourcentage de la morbidité.	Ages.	Pourcentage de la morbidité.
1 à 5 ans ...	1 %	31 à 35 ans ...	7,5 %
6 à 10 — ...	5	36 à 40 — ...	9,5
11 à 15 — ...	8	41 à 45 — ...	6
16 à 20 — ...	20,5	46 à 50 — ...	2,5
21 à 25 — ...	21	51 à 55 — ...	2,5
26 à 30 — ...	17,5	56 à 60 — ...	1

Le pourcentage est ici rapporté au nombre total de cas de dothiénentérie officiellement connus de juillet à fin novembre 1898.

Tableau par ordre de décroissance numérique.

Nᵒˢ	Ages.	Pourcentage.	Nᵒˢ	Ages.	Pourcentage.
1.	21 à 25 ans	21 %	7.	41 à 45 ans	6 %
2.	16 à 20 —	20,5	8.	6 à 10 —	5
3.	26 à 30 —	17,5	9.	46 à 50 —	2,5
4.	36 à 40 —	9,5	10.	51 à 55 —	2,5
5.	11 à 15 —	8	11.	56 à 60 —	1
6.	31 à 35 —	7,5	12.	1 à 5 —	1

La période précitée de 16 à 30 ans représente, à elle seule, on le voit, plus de 58 % des cas connus.

Répartition par professions. — Pour ce qui regarde les professions, le tableau en est naturellement des plus variés, mais il semble indiquer dans son ensemble, que, à part quelques enfants, ce sont surtout les personnes de la classe ouvrière qui ont été atteintes ; peut-être la connaissance de la totalité des cas permettrait-elle de rectifier quelque peu l'absolutisme de cette opinion ; il paraît bien certain cependant, de l'avis d'un très grand nombre de praticiens individuellement consultés, que c'est bien, en effet, la catégorie des travailleurs des professions manuelles qui a été la plus fortement frappée.

Ce sont, comme en 1874, les ménagères qui ont payé le

plus lourd tribut à la maladie avec un pourcentage de 25 °/₀ ; puis viennent les personnes indiquées comme étant sans profession (22,5 °/₀) et qui, presque toutes, ne sont autres que des enfants ; nous trouvons ensuite, mais à grande distance des groupes précédents, les domestiques femmes (7,5 °/₀), les employés (6,5 °/₀), etc..., les autres professions n'étant représentées que par une ou quelque peu nombreuses unités pour cent.

Immunité du groupe militaire. — Un des faits les plus intéressants de l'histoire de l'épidémie actuelle, comme aussi de celle de 1896-1897, c'est l'immunité absolue, indiscutable, des troupes de la garnison de Lyon, vis-à-vis de l'épidémie régnante.

Ce fait mérite d'autant plus d'être relevé et mis en quelque sorte en vedette que l'on sait avec quelle intensité était frappé autrefois à Lyon le groupe militaire, quand éclatait une épidémie de fièvre typhoïde, et quels désastreux souvenirs se rattachent, notamment, en ce qui concerne celle-ci, aux casernes de la Part-Dieu qui se trouvaient être constamment un foyer redouté et redoutable de la maladie.

Il suffit de rappeler qu'en 1874, sur 1.924 cas connus, il y eut 461 militaires, soit près d'un quart du chiffre total, pour donner une idée de l'extrème sensibilité de ce groupe social.

Or, cette année, M. le médecin-major Dupard, attaché à la direction du Service de santé, nous l'a appris dans un mémoire lu à la Société de médecine, le 7 novembre 1898, transmis à la Commission et inséré dans le n° 46 du *Lyon Médical* du 4 décembre, il n'y a eu dans toute la garnison de Lyon, du 1ᵉʳ janvier à fin octobre, que 46 cas de fièvre typhoïde, dont 2 en juillet, 15 en août, 15 en septembre et 6 en octobre, et cela sur un effectif d'environ 10.000 hommes de troupe ; et encore, sur ces 46 cas, 16, d'après M. Dupard, appartiendraient à des soldats ayant contracté leur maladie au dehors (manœuvres alpines, d'armée, d'automne, etc.).

La morbidité, pour l'année entière, a été d'environ 0,5 °/₀ et la mortalité de 9,52 °/₀.

Les chiffres qui expriment comparativement la morbidité de 1898 et celle de 1874 sont suffisamment éloquents par eux-mêmes, pour qu'il nous paraisse inutile d'insister.

Abusé par de faux calculs de pourcentage, votre Rapporteur avait cru un moment que si faible fût-elle, il y avait eu néanmoins une légère réaction du groupe militaire vis-à-vis de l'épidémie actuelle ; son erreur découverte, il a rectifié son opinion et constaté que le pourcentage de morbidité afférent aux personnes du groupe civil d'âge équivalent à celui des militaires (20 à 29 ans) était probablement quelque peu supérieur (0,76 °/₀ environ) à celui de l'armée (0,50 °/₀).

M. Dupard attribue l'immunité remarquable du groupe militaire lors des deux épidémies de 1896-1897 et 1898 à deux causes principales, dont la première est l'interdiction absolue de l'eau de puits dans les casernes qui, toutes, sont exclusivement alimentées comme eau de boisson, avec l'eau de la Compagnie filtrée aux bougies Chamberland. Cet usage exclusif d'eau filtrée est peut-être bien théorique, et les hommes, paraît-il, malgré les consignes, préfèrent, en été, se servir de l'eau des robinets libres, moins chaude et plus rapidement recueillie ; mais enfin ce n'est toujours pas de l'eau de puits.

La seconde grande cause d'immunité résiderait dans la suppression radicale des fosses fixes et leur remplacement par des tinettes mobiles très fréquemment enlevées et tenues avec le plus grand soin.

Je partage entièrement, pour ma part, l'opinion de M. Dupard, et j'estime que la constatation de l'immunité du groupe militaire vis-à-vis les deux dernières épidémies de fièvre typhoïde et la reconnaissance, comme cause de cette immunité, de la suppression radicale des puits et des fosses fixes, ne peuvent qu'avoir une bienfaisante influence sur les conditions d'hygiène et de salubrité du groupe urbain proprement dit, en nous fournissant un argument de la plus haute valeur pour poursuivre, auprès des pouvoirs publics, la réa=

lisation des deux grandes améliorations d'ordre hygiénique,
auxquelles M. Dupard attribue surtout et avec juste raison,
croyons-nous, l'immunité à Lyon des hommes de troupe vis-
à-vis les épidémies de dothiénentérie.

Un autre groupe, qui a été totalement épargné, lui aussi,
et dont les membres cependant ne boivent guère que de l'eau
seule, mais de l'eau de la Compagnie sans filtration arti-
ficielle préalable, c'est le groupe des prisonniers.

Il y a dans les prisons du quai Perrache un millier environ
de détenus (hommes et femmes) ; notre confrère, le docteur
Léon Blanc, médecin de ces établissements, nous a, sur ma
demande, écrit qu'il n'avait, depuis juin jusqu'à ces derniers jours, observé aucun cas de fièvre typhoïde qu'on
puisse regarder comme ayant été contractée *in situ*. Il n'a
eu à donner ses soins qu'à deux malades qui se sont alités
le lendemain ou le surlendemain de leur arrivée, avec déjà
de très hautes températures et un état typhique prononcé.

B) DE LA MORTALITÉ AU COURS DE L'ÉPIDÉMIE ACTUELLE.

Les seuls documents statistiques vraiment sérieux que
nous possédions sur l'épidémie de 1898, sont ceux concernant la mortalité ; peut-être nous permettront-ils, par leur
étude attentive, de contrôler certaines vues de l'esprit et de
corroborer les appréciations quelque peu hypothétiques que
nous avons dû apporter, au sujet de l'importance numérique
de la morbidité.

Il y a eu, en tout, de juillet à fin novembre, dans l'étendue
de l'agglomération lyonnaise (la population militaire mise à
part et les décès dans les hôpitaux civils, par maladie contractée au dehors, n'entrant pas en ligne de compte), 69 décès par fièvre typhoïde dont la répartition par mois est
donnée dans le graphique 1, et dont celle par arrondissement
est indiquée dans le tableau suivant :

Iᵉʳ arrondissement............. 5 décès.
IIᵉ   —   8   —
IIIᵉ   —   .... 30 —
IVᵉ   —   2   —
Vᵉ   —   6   —
VIᵉ   —   .... 18 —
                 Total............. 69 —

Ce qui à première vue, et à un examen superficiel, ferait classer les arrondissements, au point de vue de l'importance du nombre des décès, dans l'ordre décroissant ci-après : en première ligne le troisième (30 décès), puis le sixième (18), le deuxième (8), le cinquième (6), le premier (5), et enfin le quatrième (2).

Mais, si nous procédons pour la mortalité comme nous l'avons fait pour la morbidité, c'est-à-dire si nous établissons le pourcentage de décès proportionnel à la population de chaque arrondissement, les choses changent de face et nous obtenons pour la mortalité un tableau de pourcentage d'importance numérique décroissante absolument superposable à celui de la morbidité, sauf en ce qui concerne le cinquième arrondissement qui du quatrième passe au troisième rang.

Numéros.	Arrondissements.	Pourcentage du nombre de décès proportionnellement à la population.
1.	VIᵉ arrondisᵗ	0,0230 °/₀
2.	IIIᵉ —	0,0216
3.	Vᵉ —	0,0111
4.	IIᵉ —	0,0106
5.	Iᵉʳ —	0,0076
6.	IVᵉ —	0,0056

Cette constatation est intéressante à plus d'un titre : elle nous donne lieu de penser, tout d'abord, que malgré leur indiscusable imperfection, les renseignements officiels que nous possédons, visant la morbidité, sont néanmoins capa-

bles de nous fournir les moyens de juger de la marche et
du mode de répartition de l'épidémie actuelle comme aussi
d'établir entre les divers arrondissements des comparaisons
judicieuses et suffisamment justes.

Pouvons-nous maintenant, à l'aide de cette même statistique des décès, corroborer l'idée que nous nous sommes
faite un peu théoriquement de l'importance numérique
des cas totaux de fièvre typhoïde apparus et soignés à
Lyon, dans ce dernier semestre, et vérifier le bien ou mal
fondé de nos appréciations ?

On se souvient que nous avons considéré le chiffre de
366 cas parvenu officiellement à la connaissance du Bureau
d'hygiène, de juillet à fin novembre, comme devant être bien
inférieur à la réalité, et que, nous basant sur une enquête
officieuse et sur des renseignements puisés auprès de quelques-uns de nos confrères, nous avons admis qu'il avait dû
y avoir, à Lyon, pendant ce laps de temps, un millier de
cas environ.

Or, si nous empruntons à M. le professeur Rollet un moyen
dont il s'est servi dans son rapport de 1874, pour arriver
assez approximativement à la découverte de la vérité, nous
obtiendrons un résultat qui se rapproche assez de celui que
nous avaient fait concevoir de simples vues théoriques.

M. Rollet, au cours de son enquête, était arrivé à recueillir
1.924 cas certains de fièvre typhoïde auxquels correspon-
daient sûrement 159 décès, ce qui donnait un pourcentage
de mortalité de 8,26, soit environ 1 décès sur 12 malades.

Or, les statistiques officielles (état civil) enregistraient
un chiffre de décès bien supérieur : 262 au lieu de 159, ce
qui démontrait péremptoirement qu'un assez grand nombre
de cas de dothiénentérie étaient, malgré le zèle admirable
déployé par notre regretté maître, le professeur Rollet, restés
inconnus.

Quel pouvait être leur nombre approximatif ? Pour le savoir, M. Rollet, admettant avec raison que la proportionnalité des décès avait dû être à peu près la même pour cette
catégorie de malades inconnus que pour l'autre, c'est-à-dire

environ 1 sur 12, multiplia par 12 le nombre total de décès, 262, et il obtint pour produit 3.144 ; il en conclut que « l'on peut dire, sans s'écarter beaucoup de la vérité, que 3,144 malades ayant fourni 262 décès, forment le compte général de l'épidémie ». (J. Rollet. *Rapport au Conseil d'hygiène publique du département du Rhône*, 1874, p. 53.)

En admettant que le pourcentage général de la mortalité dans la fièvre typhoïde soit aujourd'hui le même qu'en 1874 et en multipliant par 12 notre chiffre total de décès, soit 69, nous obtenons 828 qui se rapproche assez de l'estimation hypothétiquement faite d'un millier de cas ; le rapprochement serait plus grand encore si on admet, avec beaucoup de médecins, que le taux de la mortalité par dothiénentérie a encore baissé depuis l'époque dont il s'agit ici.

Parmi les documents officieusement recueillis par le Bureau d'hygiène ou qui ne lui sont pas parvenus en temps convenable pour figurer dans les diverses statistiques, il en est cependant qui peuvent être utilisés isolément en vue de démonstrations intéressantes. Tels sont ceux fournis après coup par certains hôpitaux et qui nous donnent des chiffres de décès correspondant à un nombre de cas de fièvre typhoïde exactement déterminé. Leur dépouillement permet de nous rendre compte tout d'abord que le pourcentage de la mortalité a été très variable suivant les hospices : Saint-Pothin ayant le plus élevé, 11,9 %, l'Hôtel-Dieu venant au second rang avec 8,11 %, l'hôpital de la Croix-Rousse se montrant plus favorisé avec 7 %, et l'hospice de la Charité (enfants) occupant, comme on pouvait s'y attendre, le dernier rang avec 4,37 % seulement. Or, si nous cherchons, à l'aide de ces éléments sûrs d'information, à établir une moyenne générale aussi exacte que possible en tenant compte, pour chaque hôpital, de l'importance numérique de sa morbidité propre, nous arrivons à un pourcentage global et moyen de 7,33, soit 1 décès sur 13 ou 14 malades (13,64 exactement) ; en multipliant dès lors par ce chiffre de 13,64, que des renseignement tardivement donnés nous permettent de substituer à celui de 12 primitivement adopté, le nombre total des décès lyonnais par fièvre typhoïde enregistré fin décembre, et qui est de 79 (1), nous obtenons 1077.

Nous croyons très fermement que c'est dans le voisinage de ce nombre que se trouve celui qui représente vraiment le *quantum* de la morbidité au cours de l'épidémie que nous venons de subir.

On voit, en tout cas, qu'il n'y a pas de réelle discordance entre les résultats fournis par les deux moyens d'appréciation auxquels nous avons successivement fait appel. Mais ce que, d'autre part, on constate aussi d'indéniable façon, c'est l'énorme différence qui existe entre la gravité et l'importance numérique de l'épidémie de 1874 et celle de 1898.

Cette année, en effet, nous enregistrons deux fois moins de cas, en ce qui concerne la morbidité et plus de trois fois moins de décès ; et il importe de noter que tandis qu'en 1874 l'épidémie n'avait duré que deux mois (avril et mai), elle a, au contraire, sévi cette année de fin juillet à décembre (4 mois au minimum).

Une semblable constatation doit particulièrement attirer l'attention des hygiénistes et des médecins si, surtout, l'on songe que toutes les causes défavorables et typhogènes se sont trouvées, pendant cet été et cet automne, accumulées comme à plaisir, ainsi que nous le démontrerons bientôt.

Quant à l'épidémie de 1896-1897, elle eut plus nettement que cette année et dès son début qui survint brusquement en décembre 1896, ce caractère de généralisation et de massivité qui est considéré comme plus particulièrement lié à une infection par l'eau de boisson alimentant la majorité des habitants d'une ville atteinte par la dothiénentérie.

De 17 cas en novembre, le chiffre de la morbidité officiellement connu monte tout à coup à 147 en décembre, répartis un peu dans tous les arrondissements, pour redescendre à 63 en janvier 1897, à 31 en février et à 11 en mars.

Il semblerait qu'il y ait eu comme une trombe de germes

---

(1) Fin décembre, en effet, le chiffre total des décès par fièvre typhoïde dans l'agglomération lyonnaise, est de 79.

infectieux abordant à l'improviste la ville tout entière, provoquant, sur-le-champ, le maximum de dégâts et s'éloignant rapidement, mais non sans faire encore un certain nombre de victimes.

Des recherches approfondies de divers ordres faites à l'époque par l'auteur de ce rapport l'incitent à penser que c'est bien en réalité ainsi que les choses ont dû se passer. Mais ce n'est point ici le lieu de nous appesantir sur ces faits qui n'ont, pour l'instant, aucune connexion avec ceux actuellement observés.

Il y eut en tout, à Lyon même (banlieue exclue), du commencement de décembre 1896 à la fin de mars 1897, 252 cas officiellement portés à la connaissance du Bureau d'hygiène et numériquement répartis dans les divers arrondissements suivant les proportions déjà signalées, et on enregistra à l'état civil, pendant le même laps de temps, 33 décès dont près de la moitié (15) fut notée en janvier 1897.

Si nous appliquons ici le même calcul que précédemment, celui utilisé, lors de l'épidémie de 1874, par le professeur Rollet, nous trouvons que la morbidité totale a dû être de 396 cas, soit un peu moins de la moitié de ceux (828) qui, d'après les indications obtenues à l'aide du même procédé, ont dû exister en 1898. On voit, au reste, que le chiffre même des décès de l'épidémie de 1896-1897 est précisément à peu près moitié moindre (33) que celui des décès de la période épidémique de 1898 (69).

Nous en devons conclure que si l'épidémie actuelle a été beaucoup moins importante que celle de 1874, elle a, par contre, été supérieure, comme intensité numérique, sinon comme gravité représentée par le pourcentage de léthalité, à celle de 1896-1897.

Ceci n'a rien qui nous doive étonner, ces deux dernières poussées de dothiénentérie ayant été déterminées par la constitution de facteurs étiologiques dont quelques-uns tout au moins étaient complètement différents. L'une, celle de 1896-1897, a, en effet, succédé à une période anormale de pluies et à une surélévation absolument inusitée du niveau de la nappe souterraine, tandis que l'autre, celle que nous étudions en ce moment, a, au contraire, été précédée de plusieurs semaines de chaleur et de sécheresse, comme on n'en avait pas vu depuis longtemps, et d'un abaissement extrême du niveau de la nappe aquifère. (Consulter le graphique 2.)

III

RECHERCHE DES FACTEURS ÉTIOLOGIQUES PROBABLES DE L'ÉPIDÉMIE ACTUELLE ; DOCUMENTS DE DIVERS ORDRES : D'OBSERVATION, ADMINISTRATIFS, MICROBIQUES ET EXPÉRIMENTAUX.

La fièvre typhoïde, tous les observateurs l'ont constaté, est endémique dans notre cité depuis un temps immémorial ; « elle n'a, dit M. Rollet, dans son rapport de 1874, page 74, « jamais fait complètement défaut à Lyon et son germe « est depuis longtemps en permanence dans notre ville, prêt « à mettre à profit tous les éléments favorables à sa multi- « plication » ; un peu plus loin (p. 75), le même auteur ajoute : « En dehors de ces manifestations épidémiques (1830 « à 1838, 1863), la fièvre typhoïde n'a pas cessé de signaler « sa présence à Lyon, à l'état sporadique, par un certain « nombre de cas isolés et par une mortalité annuelle dont « la statistique de l'année dernière peut donner une idée ».

Or, cette statistique, qui est celle de 1873, accuse 295 décès imputés à la fièvre muqueuse et la fièvre typhoïde, soit une moyenne de 12 décès par quinzaine ; « c'est là, ajoute laconiquement et un peu tristement le professeur Rollet, notre état normal ».

Non, ce n'était heureusement pas là l'expression exacte de ce qui se passait en moyenne, à cette époque, dans une année normale, comme l'a très judicieusement fait remarquer M. E. Clément (*État sanitaire de la ville de Lyon* de 1872 à 1889. *Annales de la Société de médecine*, 1892, t. XXXX, 2ᵉ série, p. 194), qui pense que l'épidémie de 1874 ne fut que la continuation d'une manifestation analogue qui aurait existé dès l'année 1873.

Mais, même en faisant cette restriction, le bilan annuel de la mortalité par fièvre typhoïde était encore énorme, comme nous l'indiquent les chiffres suivants, se rapportant à des années voisines de celle citée par M. Rollet.

En 1872	258 décès
1875	257 —
1876	225 —
1877	259 —
1878	253 —

Soit une moyenne de 250,4.

Que ceux qui nient, il y en a paraît-il encore, tout progrès réalisé dans l'hygiène générale et l'état de salubrité de notre ville retiennent cette moyenne d'une année normale non affligée d'épidémie et la comparent à celles d'aujourd'hui.

Et encore ce chiffre moyen de 250 décès annuels par fièvre typhoïde a été fortement dépassé en 1881, notamment, où nous en comptons 324 ; il est vrai qu'il y eut cette année là une poussée épidémique et dix ans après l'époque où M. Rollet faisait ses constatations, il semble bien qu'il y ait eu déjà une amélioration sensible dans les conditions de salubrité générale de la cité lyonnaise, ainsi qu'en témoignent les chiffres suivants :

En 1882	195 décès par dothiénentérie.
1883	137 —. —
1884	132 — —

Si maintenant nous consultons l'état civil des quatre dernières années, nous sommes bien obligés de reconnaître que d'immenses progrès ont été réalisés en lisant les chiffres inscrits dans le tableau ci-après et qui représentent les décès annuels par dothiénentérie de 1894 à 1897.

Décès annuels par fièvre typhoïde.

1894 115 décès par dothiénentérie, dont 70 seulement dans l'agglomération lyonnaise.

1895 76 décès par dothiénentérie, dont 58 seulement dans l'agglomération lyonnaise.

1896 (épidémie en décembre), 79 décès), dont 54 seulement dans l'agglomération lyonnaise.

1897 (épidémie de janvier à mars), 101 décès par dothiénentérie, dont 75 seulement dans l'agglomération lyonnaise.

Et cependant le chiffre de la population est toujours allé en croissant.

Ces nombres, comparés à ceux de 1872 et de 1882, sont, je le pense, suffisamment démonstratifs ; certes, je sais bien qu'il faut faire une large part dans ce fait de la diminution du chiffre des décès par fièvre typhoïde au traitement par les bains froids qui, en 1873, venait à peine d'être importé par notre compatriote Frantz Glénard, du service de Brand en Allemagne à Lyon même, et n'était encore employé que très exceptionnellement, alors qu'aujourd'hui il est appliqué chez nous par la grande majorité des médecins et pour le plus grand bien des malades ; il se peut aussi, d'un autre côté, que la maladie ne soit plus, d'une façon générale, à l'heure présente, aussi maligne qu'autrefois ; mais n'importe, l'écart entre la mortalité normale d'antan et celle actuelle est trop considérable pour que les travaux d'assainissement exécutés, les moyens prophylactiques employés, une plus sévère surveillance exercée sur les locaux infectés et ce qu'ils renferment, objets et gens, etc., ne soient pas considérés, eux aussi, comme ayant contribué dans une certaine mesure à produire les très louables et excellents résultats que nous venons de signaler.

Ces constatations ont pour but de démontrer que, si certaines conditions parmi celles qui provoquent ou favorisent l'éclosion et la dissémination des cas de dothiénentérie dans notre cité ont été fortement atténuées, elles n'ont cependant pas été absolument annihilées ou détruites et qu'elles subsistent quelque part, prêtes à entrer en action, le cas échéant, et à déterminer soit l'exacerbation saisonnière annuelle, soit une poussée épidémique plus ou moins intense, comme celle que nous venons de subir.

Mais quels sont ces facteurs étiologiques intéressant plus particulièrement notre ville, dont les uns sont constants et dont quelques autres peuvent n'apparaître que momentanément ?

Nous ne voulons pas passer en revue toutes les causes de plus ou moins grande importance qui ont été considérées à différentes époques comme typhogènes ; elles sont connues de tous et leur énumération nous entraînerait trop loin.

Elles ont, au reste, été magistralement décrites et bien mises en lumière par les membres du corps médical lyonnais dont nous avons eu déjà l'occasion de citer les noms, qui se sont plus spécialement attachés aux études d'hygiène et d'épidémiologie locales et qui, pour la plupart, ont apporté à la Société de médecine les résultats de leurs patientes recherches.

Ils peuvent ne pas être d'accord entre eux sur l'interprétation à donner des faits observés, mais tous sont unanimes à admettre que la fièvre typhoïde règne endémiquement à Lyon, de façon constante et qu'elle y présente chaque année une exacerbation saisonnière plus ou moins importante.

Laissant donc de côté pour l'instant les diverses opinions émises sur le mécanisme probable de la production des poussées annuelles et des manifestations épidémiques antérieures, nous ne nous préoccuperons ici que des principales causes typhogènes admises aujourd'hui partout presque sans conteste et de celles surtout qui paraissent avoir joué un certain rôle dans l'éclosion de l'épidémie actuelle.

Mais avant d'aborder cette étude, il convient d'indiquer tout d'abord que la fièvre typhoïde a régné épidémiquement un peu partout en France au cours de cet été et de cet

automne et, en particulier, dans un très grand nombre de
localités plus ou moins voisines de Lyon.

D'après les renseignements qui m'ont été fournis, Saint-
Étienne, Vienne, Tournon, Valence, Bourgoin et bien d'autres villes encore ont été atteintes, en effet, comme elles ne
l'avaient pas été depuis fort longtemps.

C'est donc qu'il y a eu cette année des conditions géné-
rales qui ont singulièrement facilité l'éclosion et la dissémination de la maladie en provoquant l'apparition ou l'exalta-
tion de facteurs typhogènes puissants et quasi universels ;
et celle, parmi ces conditions, qu'il importe assurément de
placer en première ligne, c'est l'abaissement énorme, presque
partout, de la nappe souterraine, dû lui-même à l'extrème
sécheresse et aux chaleurs vraiment anormales de la fin du
printemps et de l'été.

Ce serait une banalité, en effet, que de rappeler l'influence
considérable que depuis la publication des travaux de
l'école de Munich, les hygiénistes, les médecins et les épi-
démiologistes attribuent aux oscillations de la nappe d'eau
souterraine, dans la marche de la fièvre typhoïde et dans
l'apparition des manifestations épidémiques de cette maladie.

On oppose parfois l'une à l'autre, un peu à tort, pensons-
nous, la *Grundwasser théorie* (eau du sous-sol) de Pettenkofer
à la *Trinkwasser théorie* (eau de boisson) des écoles de Berlin
et de Paris ; bien loin d'être incompatibles elles se complè-
tent l'une par l'autre, aujourd'hui surtout, où depuis plusieurs années, un mouvement se dessine contre l'absolutisme des opinions émises par les créateurs et les premiers
partisans de la théorie de l'origine exclusivement hydrique
(par l'eau de boisson) de la fièvre typhoïde. Et quand bien
même ce seul facteur étiologique immédiat existerait, il n'en
resterait pas moins en relations très étroites, partout où l'eau
de boisson est fournie par des puits, des bassins de filtration naturels ou des sources peu profondément situées, avec
les oscillations de cette nappe souterraine qui, empruntant
aux couches plus ou moins superficielles du sous-sol ou aux
foyers permanents de contamination que sont les fosses

fixes ou les puits perdus , les germes infectieux que les unes et les autres peuvent renfermer, se pollue elle-même fatalement toutes les fois que se trouvent accidentellement réalisées certaines conditions d'ordre physique ou météorologique.

En ce qui concerne plus particulièrement Lyon, l'influence de ces oscillations de la nappe souterraine sur l'allure générale de la dothiénentérie ne saurait être niée, et l'importance relativement considérable de l'alimentation de nombre de nos concitoyens par l'eau de puits ne l'explique que trop bien, pour ceux-là mêmes qui croient toujours à la Trinkwasser théorie dans son intégrité.

La question est seulement de savoir si notre ville est, à ce point de vue, tributaire ou non du fameux axiome de Pettenkofer : « La fièvre typhoïde monte comme le niveau de la nappe souterraine baisse. »

Se basant sur les résultats de l'examen attentif des deux courbes superposées de la morbidité par dothiénentérie et du niveau de la nappe souterraine représenté par celui du Rhône, pendant la période quinquennale 1881-1885, M. le professeur J. Teissier *(Les maladies infectieuses à Lyon, 1887),* conclut que la loi de Pettenkofer n'est qu'une vérité locale, non applicable à la ville de Lyon où, non seulement les poussées épidémiques répondent à des élévations brusques et le plus souvent en séries de la nappe souterraine, mais où encore les exacerbations de chaque poussée représentent une surélévation de la nappe d'eau, et cela d'une façon à peu près constante.

Nous avouons n'avoir pas éprouvé, à la lecture de ces tracés, la même impression que leur auteur et si, nous aussi, avons noté comme devant jouer un certain rôle, les oscillations en séries, nous pensons qu'en général les maxima de la fièvre typhoïde à Lyon coïncident plutôt toujours avec des minima de niveau de la couche souterraine et répondent ainsi à la loi de Pettenkofer. (Consulter à ce sujet la thèse de E. Rouyer : *Contribution à l'étude de l'étiologie de la fièvre typhoïde à Lyon et de ses rapports avec les oscilla-*

tions de la nappe souterraine. Lyon, 1895, travail du laboratoire du Bureau d'hygiène) (1).

On comprend, du reste, assez bien que des eaux souterraines qu'une série d'élévations sériaires de leur niveau, de plus ou moins grande amplitude, a mises à plusieurs reprises en contact avec des couches du sous-sol fortement contaminées s'enrichissent, à chacun de ces contacts, de germes de nature variée et souvent nocifs ; puis, si à ces oscillations répétées vient à succéder la constitution d'un niveau très bas et persistant, il s'établira de la sorte un état comparable à celui d'un bouillon de culture, d'autant plus concentré que l'abaissement sera plus notable, et dans lequel les microorganismes pathogènes favorisés, d'autre part, par une véritable température eugénétique d'incubation, pulluleront de façon exagérée ; or l'on sait aujourd'hui combien il faut attacher d'importance dans la création ou la gravité d'une infection bactérienne, non seulement à la qualité (degré de virulence), mais encore à la quantité des microbes qui pénètrent dans l'organisme.

Cette année, comme en 1874, à un moindre degré cependant, l'épidémie de fièvre typhoïde à Lyon a été d'abord précédée d'une surélévation, puis d'un abaissement marqué du niveau de la nappe aquifère (Voir graphique 2), lequel n'a pu manquer d'avoir un réel retentissement sur la composition biologique des eaux de boisson provenant de cette nappe, c'est-à-dire des eaux de puits.

Or, bien que chaque jour de nouveaux faits soient enregistrés qui font soupçonner ou connaître d'autres modes d'infection ou de propagation, il serait peu sage cependant d'aller d'un extrême à l'autre et de dénier à l'eau de boisson la part prépondérante qui lui est attribuable parmi les agents typhogénétiques ; cette part n'est pas aussi exclusive qu'on

(1) L'examen des courbes superposées de la morbidité par fièvre typhoïde et du niveau de la nappe souterraine, pendant la période décennale 1875 1885, dressées et obligeamment mises à ma disposition par M. le docteur Clément, corrobore entièrement, me semble-t-il, cette opinion.

l'avait cru dès l'abord, mais elle est encore peut-être la plus importante.

Il était donc tout naturel de rechercher, avant toute autre investigation, quelles indications pouvaient nous être données par l'étude microbiologique des eaux de boisson alimentant la population lyonnaise.

Ces eaux ont deux origines bien différentes, les unes provenant du sous-sol, de la nappe souterraine, et les autres étant empruntées au Rhône, en amont de Lyon, après filtration préalable à travers des bancs de graviers et de sable.

Les eaux de la première catégorie (nappe souterraine) nous sont fournies par quelques sources assez rares, placées sur le flanc de nos collines et par un nombre très considérable de puits forés dans les parties basses de la ville, particulièrement dans les 3ᵉ, 6ᵉ, 2ᵉ et 5ᵉ arrondissements.

Nous avons pu constater, au cours de notre enquête, combien le public lyonnais, voire même les médecins se rendaient un compte peu exact de l'importance numérique de ces puits ; il y en a dans toute l'étendue de la commune de Lyon, 5.253, dont une quarantaine (44) publics, les autres existant dans les cours ou courettes d'immeubles appartenant à des particuliers (V. Bechmann, *Enquête statistique sur l'hygiène urbaine dans les principales villes de France*, in *Revue d'hygiène et de police sanitaire*, 1892).

Ces puits, on le sait depuis fort longtemps, donnent une eau des plus polluées, au point de vue microbique surtout, et il ne peut guère en être autrement, si l'on songe que presque tous sont forés dans le voisinage immédiat des fosses d'aisances, lesquelles ne sont jamais complètement étanches et laissent diffuser une partie de leur contenu dans le sous-sol environnant et jusque dans la nappe souterraine ; comme d'un autre côté, l'eau de ces puits se trouve être assez souvent, ce qui est à regretter, plus fraîche pendant l'été que celle de la Compagnie, bien des personnes qui ont chez elles cette dernière préfèrent, quand il fait très chaud, utiliser l'eau du puits voisin, comme cela nous a été maintes fois affirmé.

Aussi, votre Rapporteur, se basant, d'une part, sur des renseignements d'ordre administratif et de l'autre, sur les résultats d'analyses bactériologiques, maintes fois répétées, a toujours considéré les puits comme l'une des principales causes de l'existence à Lyon, à l'état permanent, de la fièvre typhoïde et des exacerbations estivales annuelles de cette maladie.

C'est pourquoi, depuis de nombreuses années, il réclame périodiquement de l'Administration, dans son rapport général, ainsi qu'on peut s'en rendre compte en consultant les divers volumes des documents municipaux, la suppression de ces puits si particulièrement dangereux.

Mais il faut malheureusement compter avec les obstacles de tous ordres qui s'opposent à la réalisation d'un tel projet et la rendent, en tous cas, fort lointaine. Le moment, néanmoins, nous semble opportun d'émettre à nouveau et avec insistance un *desideratum* que justifie pleinement le fait de l'immunité du groupe militaire en grande partie attribuable, d'après M. Dupard, à la suppression radicale de l'eau de puits dans les casernes.

En ce qui concerne maintenant les eaux de la Compagnie générale, seules, celles filtrées sur la rive droite du Rhône, sur la berge de Saint-Clair, étaient consommées par la population au moment où a éclaté l'épidémie et où elle a atteint son summum; les eaux filtrées sur la rive gauche, en face du Stand, dites du « Petit-Projet », n'avaient pas encore, en effet, été mises en distribution.

Donc, l'eau de la Compagnie bue à Lyon avant et pendant la manifestation épidémique actuelle avait une origine unique : les puits, galeries et bassins de filtration de la berge de Saint-Clair (rive droite), et était distribuée dans tous les quartiers de la ville, aussi bien dans les parties basses que sur les hauteurs.

Les Lyonnais qui ont contracté la fièvre typhoïde à Lyon même et ont été infectés par l'eau de boisson n'ont donc pu l'être, en définitive, que par l'eau de puits ou par l'eau de la Compagnie. (Je devrais ajouter, pour être complet, l'eau de source ou soi-disant telle, des flancs de nos coteaux ; mais, outre qu'elle existe en quantité vraiment négligeable, elle est assez souvent de même nature et aussi contaminée que l'eau de puits et peut, dans la majorité des cas, être absolument assimilée à cette dernière, au point de vue microbique).

Or, l'eau de puits qui, nous le savons, est, à de très rares exceptions près, fortement polluée par le contenu des fosses d'aisances, renferme presque toujours le *coli-bacille* en très grande quantité, comme me l'ont démontré des opérations analytiques maintes fois pratiquées.

Dès la fin du mois de septembre 1898, j'ai, en raison de l'épidémie existante, procédé à nouveau à toute une série d'analyses qualitatives ayant plus spécialement pour but la recherche du *coli-bacille* et du *bacille d'Eberth* et portant sur des échantillons d'eau provenant d'une douzaine de puits situés dans les 3ᵉ, 6ᵉ, 2ᵉ, 1ᵉʳ et 5ᵉ arrondissements. Ayant suivi la technique préconisée par Péré, laquelle est excellente, j'ai pu déceler dans tous, sauf un, situé dans le 1ᵉʳ arrondissement, la présence du coli-bacille en nombre considérable ; dans deux cas seulement, j'ai pu, en même temps isoler des colonies pouvant être rapportées au bacille d'Eberth. Dans l'un de ces cas il ne saurait y avoir doute, la séro-réaction de Widal ayant été positive et accompagnée de tous les autres caractères fondamentaux (rue Bugeaud); mais dans l'autre il s'agit d'un de ces types intermédiaires entre les deux microorganismes litigieux, analogue à celui dont la Société de médecine a été récemment entretenue, un peu moins éberthiforme cependant. Les analyses, bien entendu, ont toujours porté sur les puits des maisons où des cas de fièvre typhoïde avaient été signalés.

On pourra être étonné que dans ces conditions je n'ai pas isolé plus souvent des eaux suspectes le véritable bacille d'Eberth ; je répondrai à cela en disant que ce n'est guère qu'à l'époque où on ne soupçonnait pas encore les affinités morphologiques du coli-bacille et de l'Eberth et où, par conséquent, on ne savait pas les distinguer sûrement l'un de l'autre, que les bactériologues trouvaient ou croyaient trou-

ver constamment dans les eaux soupçonnées d'avoir provoqué l'apparition de cas de fièvre typhoïde le bacille
d'Eberth. On sait aujourd'hui combien est difficile et rare
la mise en évidence simultanée des deux bacilles dans un
même milieu, et les opérations que nécessite leur diagnose
différentielle sont si multiples, si délicates et trop souvent,
hélas, si aléatoires aussi, que je ne peux que partager entièrement l'opinion récemment exprimée ici même par M. le
professeur Arloing, qu'il ne faut instinctivement accueillir
qu'avec une certaine réserve les allégations de ceux qui trouvent si facilement et si couramment le bacille d'Eberth authentique dans des milieux qui, comme l'eau, sont si peu
favorables à sa vitalité et renferment, d'autre part, le colibacille dont il est très souvent si difficile de le distinguer.

En résumé, sur 12 échantillons d'eau de puits analysée
qualitativement au point de vue microbique en septembre
et octobre 1898 :

11 renfermaient du coli-bacille et de nombreuses espèces
de la putréfaction (liquéfiantes).

1 renfermait, en même temps que le coli, le bacille
d'Eberth authentique.

1 renfermait, en même temps que le coli, une variété douteuse de bacille d'Eberth (type intermédiaire).

1 n'avait ni coli-bacille, ni bacille d'Eberth. Les coli retirés de ces divers échantillons, étaient, circonstance à noter,
des plus virulents pour le cobaye.

J'aurais voulu pratiquer sur les puits un plus grand
nombre d'opérations analytiques ; mais, en raison du temps
considérable qu'exige chacune de celles-ci, cela m'a été matériellement impossible, car, ainsi qu'on va le constater,
j'ai dû instituer, d'autre part, une quarantaine d'autres analyses quantitatives ou qualitatives.

Nous savions depuis longtemps que l'eau de nos puits
était mauvaise, nocive même ; les résultats analytiques ci-
dessus consignés n'avaient donc rien qui puisse nous surprendre ; ils étaient prévus à l'avance.

L'eau de Saint-Clair, par contre, maintes fois analysée au

point de vue bactériologique par MM. Chauveau, Arloing et par moi-même, avait toujours, à cause précisément des résultats de ces analyses, été considérée comme étant très pure microbiquement , sauf dans les périodes de grandes crues où elle devenait constamment autrefois louche et même complètement sale (1).

Quantitativement, la teneur moyenne de l'eau du Rhône, naturellement filtrée par les graviers de Saint-Clair, était, il y a quelques années, la suivante :

Dans le bassin filtrant n° 1 ......   7 bact. par cent. cube
Dans le réservoir du bas service.. 18   —
Dans le réservoir du service supé-
rieur 26   —
Au robinet d'alimentation 60   —

Postérieurement à l'exécution et à la mise en service de nouveaux puits filtrants creusés sur la rive droite du Rhône en amont de ceux déjà existants, puits sur lesquels j'aurais bientôt à revenir, la richesse moyenne en bactéries s'éleva quelque peu dans l'eau de distribution et se maintint au taux représenté dans le graphique 4 et qui est en moyenne d'environ 80 par centimètre cube.

Malgré cette légère augmentation de la richesse bacté-rienne de l'eau de la Compagnie, on ne peut s'empêcher de déclarer celle-ci excellente, surtout si on la compare à tant d'autres eaux de boisson, dont plusieurs provenant de sources, qui renferment parfois au centimètre cube plusieurs milliers de bactéries aérobies.

Mais, je me hâte de le dire, ces très bons résultats fournis par l'analyse bactériologique quantitative, bien qu'ayant leur importance, seraient sans grande valeur, si ceux de l'ana-

(1) Si lors de la crue exceptionnellement forte de ces jours derniers l'eau de Saint-Clair a encore été louche pendant deux ou trois jours, ceci tient uniquement à un cas de force majeure, le Rhône ayant envahi le clos de l'usine et pénétré par les jointures des portes dans les bassins de filtration.

GRAPHIQUE 4. — *Teneur mensuelle moyenne de l'eau de la Compagnie (prise au robinet) en Bactéries aérobies.*
Bactéries par centimètres cubes.

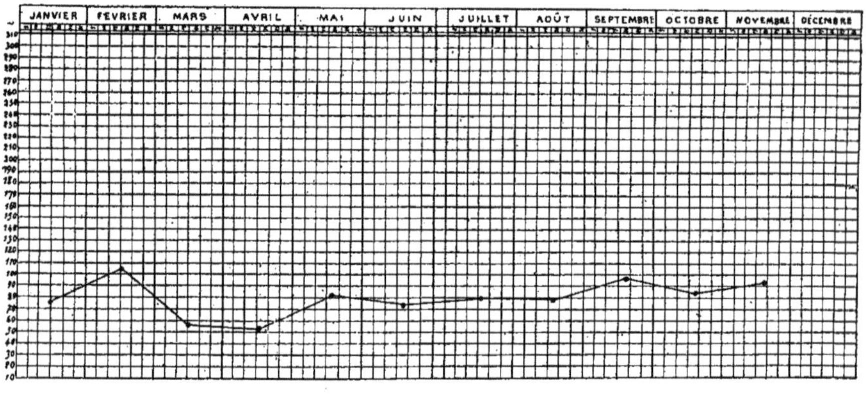

lyse qualitative n'étaient pas de même nature et ne venaient pas en quelque sorte les corroborer.

Or, dans aucune des analyses spécialement pratiquées en vue de cette découverte, il n'a été possible, en temps de régime normal, à aucun des bactériologues qui se sont livrés à ces recherches, de mettre en évidence, soit dans l'eau des ouvrages filtrants ou des réservoirs, soit dans celle provenant des robinets d'appartements, des colonies attribuables au coli-bacille ou au bacille d'Eberth.

Je dois dire cependant que j'ai plusieurs fois isolé le premier de ces microorganismes (coli-bacille) de l'eau trouble dont l'apparition au robinet d'alimentation coïncidait toujours autrefois avec les crues du Rhône et renfermait en suspension des quantités considérables de limon ; je l'ai retiré aussi de la vase qui recouvre d'une couche épaisse le fond des galeries et bassins de filtration de Saint-Clair, vase au sein de laquelle nous avons, en outre, MM. les professeurs Arloing, Lortet et moi, constaté l'existence des bacilles du tétanos et de la septicémie gangréneuse ; mais il est à noter que le coli trouvé dans l'eau trouble en disparaissait toujours très rapidement.

Ainsi donc, en ce qui concerne l'eau de Saint-Clair, très grande pureté microbique habituelle, tant quantitative que qualitative et pollution accidentelle par le coli-bacille, lors des crues du Rhône, ne persistant que très peu de temps après le retour à l'état normal.

Serrons la question de plus près encore et voyons ce qu'était cette eau de la Compagnie, toujours au point de vue microbique, dans les jours ou semaines qui ont précédé l'éclosion de l'épidémie.

Le graphique 4 nous donne la moyenne mensuelle du nombre de microbes que renferme l'eau prise à un robinet du bas service, moyenne calculée elle-même d'après les résultats d'analyses quotidiennes pratiquées au laboratoire du Bureau d'hygiène, depuis plus d'un an. (V. graphique 5.) On peut constater, en suivant la courbe des deux graphiques 4 et 5, que rien d'anormal n'y existe ayant pu faire prévoir l'apparition en juillet et août d'un mouvement épidémique assez notable.

Les moyennes mensuelles sont relativement faibles et les maxima journaliers n'ont jamais dépassé 225 , alors qu'en janvier, comme on peut le constater sur le graphique b, ces maxima sont allés jusqu à 360.

Pour ce qui a trait maintenant à la composition microbique qualitative de ces mêmes eaux de Saint-Clair, comme je savais par expérience qu'en temps de régime normal ou de bas étiage du Rhône, elles ne renfermaient jamais de colibacille, les opérations ayant pour but spécial la recherche de ce microorganisme n'étaient pratiquées que de temps à autre, et la dernière, tentée avant que l'épidémie ne se soit développée, remonte à la date du 12 mai ; comme celles antérieures, elle donna un résultat négatif. Même résultat négatif fourni par une autre analyse qualitative faite à Paris, quelques jours plus tard, par le Laboratoire central de bactériologie de la Compagnie des Eaux.

On peut donc affirmer que dans les premiers jours de juin, tout au moins, l'eau de la Compagnie possédait intégralement toutes ses qualités microbiques, aussi bien quantitatives que qualitatives.

Lorsque, dans la seconde quinzaine de septembre, le Bureau d'hygiène constata qu'il s'agissait bien décidément d'une épidémie, plus grave même, numériquement, que ne semblaient l'indiquer les déclarations officiellement reçues, et que des cas se trouvaient disséminés un peu partout, dans les différents quartiers de la ville, je m'empressai de pratiquer , plutôt cependant par acquit de conscience que par crainte d'une contamination, une analyse qualitative de l'eau de la Compagnie recueillie au robinet; j'employai la méthode de Péré. A mon profond étonnement et aussi, je dois le dire, à mon grand ennui, je constatai que les premiers ballons de bouillon phéniqué copieusement ensemencés se troublèrent tous très rapidement, en moins de douze heures, à l'étuve à 35°, ce qui, d'après Péré, indiquait un degré assez accentué de pollution.

Je pouvais espérer encore que le trouble était dû à d'autres espèces que celles dont je redoutais l'existence et je continuais la série d'opérations prescrites ; je fus vite désabusé et en même temps fixé sur la réalité d'une contamination que je n'avais jamais observée en temps de basses eaux. Dès le passage en second bouillon phéniqué, je pus, en effet, isoler sur plaques d'Esmarch des colonies qui, presque toutes, avaient très nettement le caractère éberthiforme (variété mince, irisée, en montagne de glace). L'examen microscopique, après traitement par le procédé de Gram, l'aspect des cultures sur les milieux classiques, la coagulation du lait, la fermentation des bouillons lactosés, la séro-réaction négative, etc., ne pouvaient me laisser aucun doute ; il s'agissait bien de colonies de coli-bacille qui, à en juger par le trouble précoce des premiers bouillons phéniqués, devait être assez abondant, bien que sa présence ne pût être cependant décelée par les cultures dissociatrices de l'analyse quantitative et qui, d'après le résultat des inoculations dans le péritoine de cobayes, se montrait aussi des plus virulents. Les colonies d'Eberth furent, on le pense, recherchées avec le plus grand soin, je n'en trouvai aucune, même douteuse.

Cette constatation faite, je m'empressai de la contrôler en la généralisant ; une première série de dix échantillons d'eau prélevés dans chacun des six arrondissements, soit à des bornes-fontaines, soit à des robinets d'appartement fut traitée par la méthode de Péré ; dans les dix cas, sans aucune exception, je retrouvai le coli-bacille toujours très abondant et très virulent, mais aucune colonie ne donna sur les divers milieux de culture, les caractères de l'Eberth.

J'avisai aussitôt M. le docteur Devic, adjoint à la Mairie centrale, spécialement chargé du service de l'hygiène publique, et dans une entrevue que nous eûmes avec M. le Maire de Lyon, il fut décidé qu'avant de prendre les mesures que nécessitait la situation, j'essayerai tout d'abord, à l'aide d'analyses ou par tous autres moyens, de déterminer la ou

GRAPHIQUE

de la teneur quotidienne de l'eau de la Compagnie (prise au robinet) en Bactéries aérobies.

Bactéries par centimètre cube.

Graphique 5.

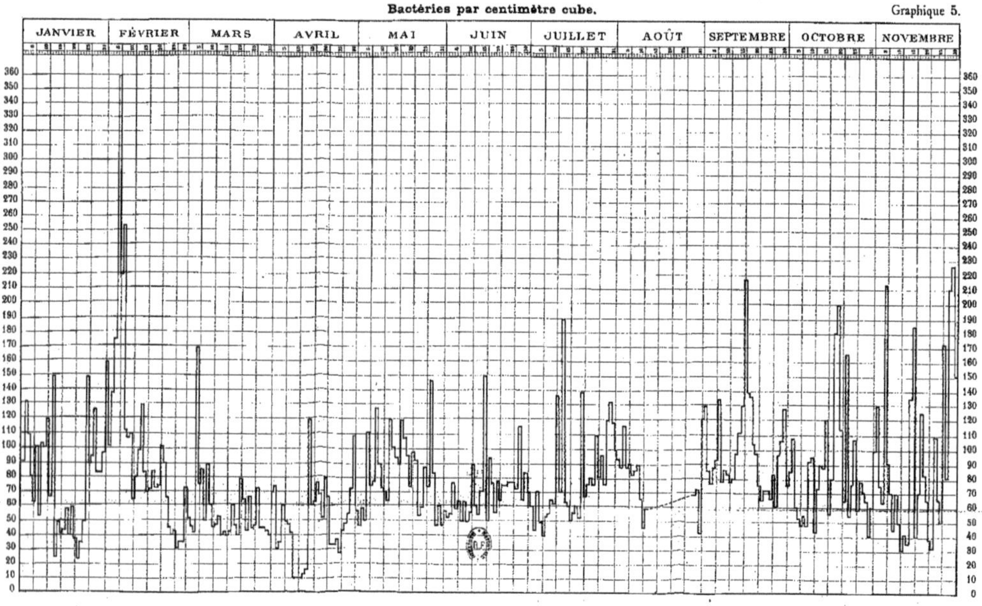

les causes de la contamination des eaux de Saint-Clair par le bacille du côlon d'Escherich.

J'instituai donc immédiatement une seconde série d'analyses portant sur l'eau du Rhône, en amont de Lyon et sur celle des divers organes filtrants de la berge de Saint-Clair.

C'est à ce moment précis que fut instituée, par la Société nationale de médecine, la Commission qui m'a fait l'honneur de me nommer son rapporteur et à laquelle j'ai communiqué, au fur et à mesure que je les enregistrais, les résultats de mes analyses et de mes investigations d'ordre varié, après avoir sollicité et obtenu de l'Administration municipale l'autorisation d'agir ainsi.

Les analyses de la seconde série qui, toutes les fois que j'ai pu, ont été en même temps quantitatives et qualitatives, sont au nombre de 14, ainsi réparties :

2 ont porté sur l'eau du Rhône (en face les puits filtrants de Saint-Clair).

4 ont porté sur l'eau des puits Clavenad (les derniers forés sur la rive droite).

4 ont porté sur l'eau des puits Solly.

1 a porté sur l'eau du bassin filtrant n° 1.

1 a porté sur l'eau du bassin filtrant n° 2.

1 a porté sur l'eau du puits du Parc.

1 a porté sur l'eau du puits Monod (foré dans la cour d'une ferme au voisinage des puits filtrants).

Mais avant de faire connaître les résultats qu'elles m'ont donnés, il me faut auparavant décrire un état de choses qui n'existe que depuis peu de temps, qui a très certainement influé sur la nature de ces résultats et a joué un rôle dans la pollution imprévue et très probablement momentanée, je l'espère, de nos organes filtrants de Saint-Clair.

Le petit plan ci-annexé permettra de suivre plus facilement les explications que je vais donner.

Parmi les ouvrages les plus urgents faisant partie de ce qu'on nommait le *Petit Projet*, étaient compris une série de puits à établir le long de la rive droite du Rhône sur la berge de Saint-Clair, en amont de ceux déjà existants qui portent le nom de puits Solly.

Ces nouveaux puits sont au nombre de six, teintés en noir sur le plan ; ils ont été conçus par M. l'ingénieur Clavenad qui était à l'époque directeur du service de la Voirie municipale et construits sous sa direction ; je les nommerai donc, pour plus de commodité, puits Clavenad.

Ils doivent, au point de vue de leur mode d'établissement, être divisés en deux groupes bien distincts, composés chacun de trois puits.

Ceux du premier groupe, le plus en aval, c'est-à-dire les plus rapprochés du dernier puits Solly, ont été forés dans les conditions normales, en plein gravier de la berge préexistante et à 10 mètres environ des bords du fleuve.

Quant à ceux du second groupe, situés en amont, ils ont tout d'abord nécessité, pour pouvoir être institués, la construction préalable d'un *péré* en maçonnerie destiné à prolonger au nord la berge qui faisait ici défaut ; de plus, les couches de gravier et de sable dans l'épaisseur desquelles ont ensuite été forés ces puits, ont dû être empruntées au voisinage, transportées dans l'espace existant entre le rebord du péré et la terre ferme et tassées tant bien que mal pour constituer les éléments d'un filtre naturel.

Une semblable façon de procéder est, on s'en rend facilement compte, des plus défectueuses au point de vue d'une bonne filtration, non pas dans le sens où l'entendent les ingénieurs, mais telle que l'exigent avec juste raison les hygiénistes et les médecins.

Il devait fatalement arriver, dans les premiers temps tout au moins, que les éléments d'un filtre édifié de la sorte, irrégulièrement et incomplètement tassés les uns contre les autres ne s'opposeraient que très imparfaitement au passage des particules les plus fines tenues en suspension par l'eau du fleuve et notamment des microorganismes.

C'est en effet ce qui s'est produit, comme m'ont permis de le constater toute une série d'analyses quantitatives pratiquées en 1894, très peu de temps après la mise en service

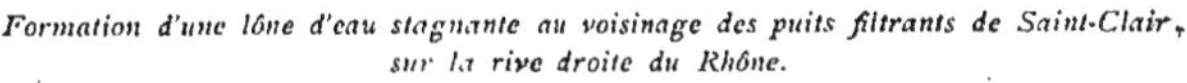

Formation d'une lône d'eau stagnante au voisinage des puits filtrants de Saint-Clair, sur la rive droite du Rhône.

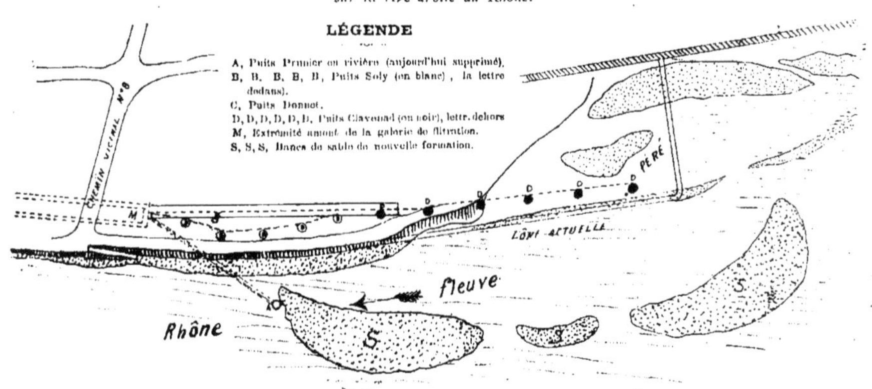

de ces nouveaux ouvrages filtrants ; l'eau des puits du premier groupe (aval) était suffisamment bien filtrée et microbiquement pure, tandis que celle des puits du second groupe (amont) laissait énormément à désirer sous ce rapport.

Mais ce n'est pas cette filtration inefficace de trois puits qui constitue ici, à notre avis, la plus grosse défectuosité, d'autant que par le tassement graduel qui s'est opéré et s'opère tous les jours dans les couches de gravier et de sable, comme aussi par le colmatage progressif des pores les plus volumineux de la masse caillouteuse, la filtration, ainsi que me l'ont démontré d'autres analyses, dont quelques-unes toutes récentes, est devenue plus parfaite et le deviendra davantage encore chaque jour.

Ce qui est vraiment regrettable et ce qui semble avoir eu malheureusement un retentissement néfaste sur presque tous les organes filtrants de Saint-Clair, cette année particulièrement, c'est un changement dans l'allure et dans le courant du fleuve, le long des berges de Saint-Clair, à la hauteur des puits et galeries de filtration, changement qui a été lui-même provoqué, au dire de personnes compétentes, par la direction et la forme du quai artificiel, auquel il a été plus haut fait allusion (1).

Ainsi qu'on en peut juger en jetant les yeux sur le plan, l'axe principal de ce péré, au lieu d'épouser les contours de la rive, fait avec celle-ci un angle aigu ; de plus, et c'est là le point important, il vient se terminer au nord, non par une pointe fuyante, mais par une sorte de terrasse formant avec le reste de l'ouvrage un angle droit et déterminant un obstacle au cours du fleuve dont les eaux viennent se briser contre elle.

Tant que le niveau du Rhône est resté suffisamment élevé, les inconvénients d'un semblable état de choses ne se sont

---

(1) Des ouvrages d'endiguement récemment édifiés par le Service de la navigation (Ponts et chaussées) à la hauteur de l'usine de Vassieux auraient, au dire d'un de nos ingénieurs les plus compétents, fortement contribué, eux aussi, à la réalisation de l'état de chose actuel, en rejetant le courant principal du fleuve vers la rive gauche.

guère fait sentir ou plutôt n'ont été que difficilement appréciables ; mais lorsque, comme cela est arrivé cette année, ce niveau s'est considérablement abaissé, et que l'état de très basses eaux s'est établi en quelque sorte en permanence, le courant déjà très atténué est venu s'épuiser contre la terrasse du péré, des atterrissements se sont formés çà et là, soit en amont, soit en aval, comme cela est indiqué sur le plan, de telle sorte que bientôt, au lieu d'une eau vive, limpide et courante, venant battre les berges de Saint-Clair, le long des puits Clavenad, Solly et de la galerie filtrante qu'elle doit alimenter, nous avons eu, comme il nous a été donné de le constater maintes fois au cours de cet été et de cet automne, une véritable *lône* à eau dormante, croupissante, louche, souillée de détritus de toutes sortes, voire même de cadavres d'animaux et très comparable à celle, si classique, des bords de la Saône, le long du quai de la Mulatière.

A un certain moment même, dans les premiers jours d'octobre, c'est à peine s'il existait en aval un étroit chenal de dégorgement par où s'écoulaient ces eaux macroscopiquement sales.

Comment est-il possible que dans de telles conditions l'eau collectée dans les organes filtrants, continue à être très pauvre en germes, soit exempte de tout coli bacille et apparaisse microbiquement pure, telle en un mot, que nous avions toujours eu coutume de la voir ?

Si quelque chose doit plutôt nous étonner, c'est que cette eau des puits et des bassins filtrants soit encore aussi limpide et aussi peu riche en bactéries ; il faut vraiment que la filtration soit encore bien efficace.

Voici, en effet, indiquées dans un même tableau, les résultats des analyses quantitatives pratiquées d'octobre à fin novembre, sur l'eau du Rhône d'une part et sur celle des divers organes filtrants de Saint-Clair d'autre part.

DATE DU PUISAGE.	LIEU DU PUISAGE.	BACTÉRIES PAR CENTIMÈTRE CUBE.		
27 octobre	Rhône (en amont de la terrasse du péré)............................	12.000	dont 600 liquéfiantes	
—	Rhône (le long des puits Clavenad).	25.000	2.400	—
—	Puits Clavenad n° 1. (1er groupe)...	86	25	—
30 octobre	— n° 3 —	70	20	—
—	— n° 4. (2e groupe)....	16	2	—
27 octobre	— n° 6. —	8	0	—
3 nov.	Puits Solly n° 1 (amont)...........	61	6	—
—	— n° 2 —	30	5	—
—	— n° 4 —	32	7	—
—	— n° 5 (aval).............	18	3	—
—	Bassin filtrant n° 1.................	72	6	—
16 nov.	— n° 2.................	44	5	—
—	Puits du Parc.....................	4	0	—

Quant aux analyses quantitatives faites d'après la méthode de Péré, elles ont décelé la présence du coli-bacille dans tous ces échantillons d'eau, sauf dans celui provenant du puits Clavenad n° 6, et, ce qui est vraiment extraordinaire, c'est que cette espèce bactérienne ait pu être trouvée dans l'eau du puits du Parc qui, d'après le tableau précédent, est d'une pureté microbienne presque idéale, puisqu'elle ne renferme que 4 bactéries par centimètre cube. Ce puits du Parc, enseveli sous les amas sableux du lit du fleuve vers sa rive droite et que nous avions eu un instant l'idée d'incriminer, filtre donc admirablement, ce qui ne l'empêche pas de laisser passer le coli-bacille, lorsqu'il existe en abondance dans les eaux environnantes, ce qui est ici le cas, les eaux croupissantes de la lône ci-dessus signalée en renfermant des qnantités énormes.

Ce fait d'observation, joint à quelques autres que nous possédons, semble démontrer que le bacille d'Escherich passe à travers les mailles d'un filtre naturel qui n'est et ne peut être absolument parfait, beaucoup plus facilement que les autres microorganismes, constatation qui, dans l'espèce, ne manque pas d'intérêt.

Il a donc existé au cours de la présente épidémie et il

existe encore, bien qu'en proportions infiniment moindres, comme me l'ont démontré des analyses plus récentes, une contamination par le coli-bacille, de l'eau des divers ouvrages filtrants de Saint-Clair et de celle de la canalisation générale, cette dernière apparaissant même plus fortement polluée, ce qui n'a rien d'extraordinaire, puisqu'il est universellement admis que le nombre des bactéries augmente toujours dans une canalisation au fur et à mesure de l'éloignement du point initial.

Ces constatations étant faites, il nous faut maintenant rechercher quelles ont été les causes possibles ou probables de cette contamination absolument exceptionnelle de l'eau de la Compagnie par le coli-bacille, laquelle ne coïncidant pas avec une augmentation vraiment notable du nombre de bactéries par centimètre cube, ne paraît pas être due à une altération du filtre lui-même, envisagé dans son ensemble.

L'enquête que nous avons poursuivie nous a démontré que ces causes devaient être multiples et pouvaient être réparties en cinq séries principales :

1° Pollution anormale des eaux du Rhône en face des organes filtrants, pollution due elle-même aux modifications apportées au courant du fleuve par des travaux récents d'endiguement, comme aussi par la forme du péré construit en vue de l'établissement des derniers puits (ceux dits Clavenad) et à la formation, en temps de basses eaux, d'une véritable lône croupissante et infecte.

2° Filtration encore imparfaite des trois puits en amont, les plus récemment forés, sur la rive droite, dans des couches de gravier et de sables non préexistantes mais rapportées.

3° Pollution constante du sol et sous-sol dans le voisinage immédiat des ouvrages filtrants de Saint-Clair.

4° Probabilité d'une mise en suspension, dans l'eau des bassins de filtration, des germes pathogènes inclus dans les dépôts limoneux du fond, par une aspiration trop intensive des machines ayant coïncidé avec un état d'extrêmes basses eaux dans les galeries.

5° Contamination possible de certains segments de la canalisation générale, à la suite des très nombreux travaux de terrassement qui, cette année surtout, ont été exécutés dans les différents quartiers de la ville.

Les causes de pollution appartenant aux deux premières séries nous paraissent hors conteste et leur mode d'action est, nous semble-t-il, suffisamment démontré par les résultats des analyses quantitatives et qualitatives que nous venons de faire connaître, pour qu'il nous soit permis de ne point insister davantage à leur sujet. Quelques mots d'explication sont au contraire nécessaires en ce qui concerne les autres.

Tous ceux qui ont visité l'usine de Saint-Clair et ses ouvrages filtrants savent combien ces derniers se trouvent peu protégés et sont imparfaitement isolés.

Sauf les deux bassins primitifs et le point terminus de la grande galerie qui sont inclus dans le jardin de l'usine, toutes les autres parties du système se trouvent situées dans des terrains vagues, dépourvus d'une clôture quelconque et accessibles à tout et à tous.

Bien plus, nous pouvons constater l'existence, dans le voisinage immédiat de la grande galerie et des puits filtrants, de fermes, de jardins maraîchers, de champs de culture intensive, de nombreux estaminets, etc., où l'on compte pas mal de fosses d'aisances qui ne sont autres que des puits perdus et reçoivent en été, le dimanche particulièrement, les excreta de beaucoup de gens venus d'un peu partout.

Les dangers que font courir à l'eau de la Compagnie de telles installations ont été signalés à la Municipalité qui, dans le but de les faire disparaître, a acquis, il y a quelques années déjà, les terrains ainsi occupés à l'Administration des hospices ; malheureusement, elle est obligée d'attendre, pour transformer tous ces terrains en zone protectrice, que les baux en cours soient à terme, ce qui, pour beaucoup d'entre eux, ne se produira que dans un laps de temps relativement assez éloigné.

On a, il est vrai, en attendant, cherché à remédier au plus

pressé en recouvrant le sol immédiatemement sus-jacent aux puits d'un parapluie imperméable de glaise ; mais ce n'est là qu'un bien faible préservatif, car très certainement la pollution s'opère surtout par les parties latérales du sous-sol plutôt que verticalement.

L'analyse quantitative et qualitative que j'ai pu faire de l'eau d'un puits tubulaire foré dans la cour d'une des fermes (puits Monod) auxquelles je faisais plus haut allusion nous le démontre.

En effet, l'eau de ce puits qui est situé en deçà des galeries filtrantes, c'est-à-dire entre ces galeries et la colline de Saint-Clair et qui, de plus, a 8 mètres de profondeur, n'en renferme pas moins 60 bactéries dont 12 liquéfiantes par centimètre cube et du coli-bacille en assez grande quantité, ce qui témoigne en faveur d'une pollution indéniable de la nappe souterraine, cependant profonde, qui fatalement doit, comme l'admettent tous les hygiénistes et beaucoup d'ingénieurs, alimenter pour une part quelconque, si faible soitelle, les ouvrages filtrants de Saint-Clair.

Je dois enfin rapporter ce fait qui nous a été signalé par notre collègue M. Lyonnet, qui le tient de personnes dignes de foi, que souvent les employés des Compagnies de vidanges déversent pendant la nuit le contenu de leurs tonneaux dans un petit ruisseau à ciel ouvert qui descend du chemin des Soldats et passe au-dessus de la grande galerie de filtration.

Je me suis informé auprès du garde-champêtre de Saint-Clair, que l'on me disait être au courant de ce *modus operandi*, et cet agent m'a déclaré savoir, en effet, par la rumeur publique, que ce déversement avait lieu assez fréquemment, mais ne l'avoir jamais constaté lui-même *de visu*. La chose est, en tous cas, possible et le petit ruisseau du chemin des Soldats a déjà été signalé à l'Administration comme pouvant être une cause d'infection des bassins et galeries de Saint-Clair, car il est trop souvent transformé en un véritable égout à ciel ouvert. Sur ce point spécial, des améliorations ont déjà été réalisées par le service de la Voirie municipale.

J'aborde maintenant l'examen des causes de la quatrième série qui est assurément une des plus intéressantes parmi celles dont j'ai dû faire l'étude au cours de mon enquête.

Réglementairement, les machines de l'usine de Saint-Clair ne devraient aspirer journellement, dans les réservoirs d'eau filtrée, que de 60 à 70.000 mètres cubes au maximum. Si ce chiffre est dépassé et si surtout le niveau de l'eau dans les galeries est très bas, peut-être y a-t-il chance de mettre en suspension dans le liquide aspiré les particules les plus superficielles du limon que nous avons vu exister en assez grande abondance sur le fond caillouteux (1) et, avec elles, des microorganismes nocifs et, notamment, le coli-bacille qui s'y trouve à l'état normal ; on détermine d'autre part, en agissant ainsi, une succion énergique à la surface de la masse filtrante, succion qui rend trop rapide et par conséquent microbiquement inefficace, la filtration elle-même.

Or, j'avais été frappé au cours de cet été plus particulièrement chaud et sec que les précédents, de ne pas avoir vu formuler, en aussi grand nombre tout au moins, les réclamations coutumières visant le manque d'eau aux robinets d'alimentation, à ceux surtout des étages supérieurs, et je me demandai comment la Compagnie, qui n'avait plus à sa disposition , depuis la suppression du puits Prunier, des prises directes au Rhône, avait pu s'y prendre pour éviter ces récriminations qui ne manquaient jamais de se produire les autres années.

C'est alors que j'eus l'idée, qui était aussi venue à l'esprit de M. le Maire, que peut-être les machines de Saint-Clair avaient aspiré à outrance l'eau des réservoirs et avaient pu,

____

(1) Je me propose de vérifier expérimentalement, s'il se peut, le bien ou mal fondé de cette hypothèse qui est admise par plusieurs hygiénistes, mais combattue par certains ingénieurs.

grâce à cela, satisfaire presque complètement aux exigences du public.

Jc m'empressai dès lors de rechercher qu'elle avait été l'intensité de cette aspiration, représentée par le nombre de mètres cubes journellement distribués, pendant les semaines qui ont précédé ou suivi l'éclosion de l'épidémie, et j'ai trouvé que mes prévisions étaient absolument justifiées.

Le tableau suivant donne les moyennes mensuelles de l'aspiration de janvier à septembre 1898 :

Janvier	59.462	mètres cubes
Février	58.011	—
Mars	59.754	—
Avril	63.624	—
Mai	64.722	—
Juin	69.642	—
Juillet	73.929	—
Août	75.877	—
Septembre	72.728	—

On y constate que cette aspiration, à peu près normale jusqu'en mai, augmente progressivement à partir de juin pour atteindre son maximum en août. Mais on ne se ferait qu'une idée très imparfaite de ce qui s'est passé si l'on n'avait à sa disposition que ce tableau des moyennes mensuelles.

Pour bien juger vraiment de l'influence qu'a pu avoir cette aspiration sur la pollution des eaux de la Compagnie, il faut savoir, en effet, qu'il y eut des jours où elle devint pour ainsi dire fantastique, comme en témoigne le second tableau suivant, où sont inscrits les divers maxima enregistrés durant la période dont il s'agit.

Hauteur d'eau dans
les galeries (1).

23 juin........	74.859 m³	(maximum)	0,50
22 juillet......	77.106	—	0,85
22 août.......	80.969	—	1,15
23 août.......	80.990	—	0,90
21 août........	82.437	—	1,15
20 août........	83.878	—	1,10
18 août........	81.932	—	1,05
10 septembre...	75.930	—	1,15
11 septembre ..	75.966	—	1,10
1ᵉʳ octobre.....	67.447	—	1,15
13 octobre.....	49.388	(minimum)	0,55

Et non seulement les chiffres ci-dessus sont déjà plus qu'excessifs, lorsqu'on les considère isolément, mais ils le deviennent encore davantage, si l'on remarque qu'ils ont coïncidé, ce qui est bien visible sur le graphique 2, avec les niveaux les plus bas qu'ait atteints l'eau des bassins de filtration.

Or, si l'on examine avec soin les diverses courbes simultanément inscrites dans ce graphique 2, on constate qu'il y a eu une première aspiration maximum le 22 juillet, à laquelle succède un premier maximum épidémique entre le 20 et le 24 août; second maximum d'aspiration du 18 au 23 août, seconde surélévation de la ligne de morbidité du 19 au 23 septembre ; enfin troisième aspiration intensive du 10 au 11 septembre et troisième recrudescence épidémique du 4 au 13 octobre.

Il semble donc, d'après les données qui nous sont fournies par ce graphique qu'il y ait eu de façon régulière et

---

(1) Il importe de noter ici que plus les chiffres représentant la hauteur d'eau dans les galeries sont élevés et plus l'épaisseur de la couche liquide est minime : 1,15, par exemple, indique un niveau beaucoup plus bas que 0,50 ; il faut admettre que, comme pour un thermomètre, ces chiffres sont précédés du signe —.

constante une exacerbation nouvelle de la morbidité typhique un mois environ après chaque aspiration exagérée.

Si l'on admet que l'incubation moyenne de la fièvre typhoïde est de quinze jours à trois semaines, qu'un certain délai est nécessaire parfois pour que la maladie soit sûrement diagnostiquée et qu'il a fallu, enfin, que le futur typhique ait bu l'eau qui l'a infecté pendant un certain nombre de jours avant que l'infection ait pu être réalisée, nous nous trouvons ici dans les délais ordinaires de développement et de constatation clinique de la maladie.

C'est cette coïncidence entre les aspirations et les recrudescences de la morbidité qui, avec la constatation de la présence du coli-bacille, donne à penser que l'eau de la Compagnie a pris cette année, comme en 1896-1897 du reste, mais pour d'autres motifs, une réelle part à la poussée épidémique que nous venons de subir ; mais je persiste à croire cette part très secondaire, en m'appuyant sur les écarts de pourcentages, tant de morbidité que de mortalité, dans les différents arrondissements, et aussi sur ce fait que, malgré la difficulté d'obtenir, sur ce point, des renseignements véridiques, nous sommes néanmoins arrivés à établir nettement pour les cas où l'on a pu savoir qu'elle eau était consommée par les typhiques atteints, que ceux buvant habituellement de l'eau de puits étaient dans la proportion de 60 %, contre 40 %, de ceux faisant ordinairement usage de l'eau de la Compagnie.

La différence, nous l'accordons, n'est pas énorme ; mais si l'on songe d'une part, qu'il nous a été impossible dans près de la moitié des cas, de savoir exactement quelle eau était bue par les malades et que c'est, d'autre part, l'infime minorité de la population lyonnaise qui s'alimente exclusivement d'eau de puits, on voudra bien, je pense, admettre avec nous que ce qu'il ressort de tout cela, c'est la part vraiment prépondérante que prend cette eau de puits dans la production des cas de dothiénentérie à Lyon.

Quelques mots maintenant sur les causes de contamination de la cinquième série. Au cours des très nombreux travaux de terrassements effectués cette année dans les rues de Lyon par diverses Sociétés industrielles, il y a eu assez souvent, paraît-il, des ruptures ou des fissures de tuyaux d'amenée d'eau, d'où des communications anormales avec le terrain avoisinant, des pressions négatives parfois établies, et, par conséquent, des pollutions possibles de la canalisation elle-même par les germes du sous-sol qui est si profondément et si universellement infecté dans notre ville.

Les Anglais, dont on connaît la si grande sollicitude pour tout ce qui touche à l'hygiène et à l'épidémiologie, se sont beaucoup préoccupés au commencement de cette année de ce mode de contamination de l'eau potable, et certains, parmi les hygiénistes qui ont pris part à la discussion ouverte, au mois de février 1898, devant la Société royale de médecine et de chirurgie, lui attribuent un rôle beaucoup plus grand qu'on ne le fait d'ordinaire.

En raison de son importance et parce que nous ne connaissons que très imparfaitement encore en France le mécanisme de ce genre spécial de contamination périphérique, je crois devoir très brièvement résumer les opinions émises par les médecins anglais, lors de la discussion à laquelle je viens de faire allusion.

Pour G.-V. Poore, les conduites d'apport d'eau potable sont nocives beaucoup plus souvent qu'on ne croit, c'est-à-dire capables de provoquer, grâce à l'existence d'une défectuosité quelconque, la pollution des eaux qu'elles renferment et qui étaient pures à leur point de départ ; la contamination s'opérerait principalement par les fissures des tuyaux, surtout pendant les arrêts du courant liquide, s'il est naturellement ou s'il devient accidentellement intermittent. Poore affirme que le maintien d'une pression constante dans les conduites, si désirable en théorie, est difficile à réaliser dans la pratique et que, presque toutes les conduites publiques d'eaux potables étant exposées à cette pollution automatique qu'amènent les variations de pression et surtout les intermittences du courant liquide, elles doivent être regardées comme la cause principale de l'épidémicité de la fièvre typhoïde dans les villes, d'autant plus que, très souvent, elles sont placées côte à côte, dans des endroits peu accessibles à la surveillance, avec les tuyaux de dérivation des ordures ménagères.

On ne saurait être plus catégorique ; l'auteur l'est peut-être même un peu trop, et cependant M. Corfield qui est, on le sait, le grand hygiéniste officiel anglais, va plus loin encore, en admettant que la contagion par l'air est relativement assez fréquente et que l'eau peut être contaminée par les simples émanations s'échappant des égouts.

Que conclure de tout cela, en ce qui concerne l'épidémie actuelle ? On se souvient que j'ai constaté une plus grande abondance de coli-bacille dans l'eau prise au robinet que dans celle des organes filtrants initiaux ; mais j'ai fait alors observer que presque toujours les bactéries augmentaient de nombre à partir du point de départ jusqu'au point terminus de la canalisation ; évidemment, si les puits et bassins de Saint-Clair s'étaient montrés indemnes et si je n'avais rencontré le coli-bacille que dans quelques échantillons du liquide périphérique, il y aurait de grandes chances pour que le mécanisme de pollution ci-dessus rapporté ait dû seul être mis en cause. Mais il n'en a pas été ainsi, et pour rester dans les limites d'une saine appréciation, nous nous contenterons de dire qu'il est très possible qu'il faille incriminer, pour une faible part, les tuyaux d'amenée d'eau rompus ou fissurés, au cours des travaux de terrassements entrepris cette année, dans tous les quartiers de la ville, mais que, très certainement, d'autres causes de contamination, infiniment plus importantes, ont fait sentir leur action nocive sur les segments initiaux du système de distribution d'eau potable, par l'usine de Saint Clair, causes dont nous avons déjà démontré l'existence et le mode d'action.

Il me faut en terminant signaler les résultats d'une série intercalaire d'analyses microbiologiques pratiquées sur certains légumes qui se mangent crus et sur des échantillons de glace à rafraîchir qui, les uns aussi bien que les autres ont été capables de jouer un rôle dans la production de quelques cas de dothiénentérie. Un assez grand nombre de salades variées, de petites raves, de cresson, de provenances diverses mais mis en vente à Lyon ont, sans exception aucune, donné du coli-bacille en quantité plus ou moins considérable ; ce sont, chose curieuse, les salades dites dents de lion qui en avaient le moins, ce qui, à la réflexion, s'explique par ce fait qu'elles poussent dans des terrains qui ne sont pas systématiquement soumis à une fumure intensive. Des échantillons de glace d'origine suisse possédaient aussi le coli-bacille, mais peu abondant.

Ce sont là des faits d'observation que je me contente de signaler pour l'instant, mais qui sont loin d'être négligeables et doivent être soigneusement enregistrés.

Quant à ma troisième série d'analyses quantitatives pratiquées les jours derniers sur des échantillons pris aux robinets ou aux bornes-fontaines, elle m'a démontré que si le coli-bacille existait tonjours, c'était en quantité infiniment moindre ; chez certains échantillons il avait même complètement disparu.

Nous avons donc tout lieu de penser que l'épidémie qui est en voie manifeste de décroissance ne tardera pas à disparaître lorsque les conditions qui en ont favorisé l'éclosion auront disparu.

Une de ces conditions a été l'extrême abaissement de la nappe souterraine qui fait que cette année l'épidémie lyonnaise a strictement répondu à l'axiome de Pettenkofer : « Toutes les fois que la nappe d'eau souterraine s'abaisse, la fièvre typhoïde monte » ; les autres sont complexes, elles comprennent l'ensemble des causes de pollution et d'infection que nous venons d'énumérer et dont il importe maintenant de demander et de poursuivre la disparition complète et à aussi brève échéance que possible (1).

____

(1) J'ai à dessin, dans ce rapport, complètement négligé les questions d'assainissement général de la ville de Lyon, un vaste projet dans ce sens étant, en ce moment, l'objet des préoccupations de la Municipalité à laquelle vient d'être adressé, il y a quelques jours à peine, le rapport de la Commission spéciale qui était chargée d'étudier les propositions faites par M. Résal, ingénieur en chef de la ville.

En résumé', il a existé de façon générale, pendant les mois d'été et d'automne 1898, un concours de circonstances d'ordre météorologique et hydrographique qui ont singulièrement favorisé l'éclosion et la propagation des cas de fièvre typhoïde dans une grande partie de la France, d'où apparition, dans maintes localités fort éloignées les unes des autres, d'épidémies plus ou moins graves de dothiénentérie, ou recrudescence marquée d'endémies préexistantes.

Un semblable état de choses ne pouvait manquer d'avoir son retentissement sur la population de notre ville, où les germes typhiques, quelle que soit leur véritable nature, existent en permanence.

Aussi, quand bien même nous n'aurions eu à constater cette année l'apparition d'aucune cause nouvelle d'infection, il est infiniment probable, néanmoins, qu'un nombre absolument insolite de cas de fièvre typhoïde aurait été enregistré, lors de la poussée estivale habituelle, et il aurait été dès lors très difficile peut-être, croyons-nous, de savoir si nous avions eu vraiment affaire à une épidémie ou s'il ne s'agissait, en somme, que d'une très intensive exacerbation endémique.

Or, ce qui nous fait croire et affirmer, dans la mesure où une affirmation de ce genre peut être apportée, c'est-à-dire avec une très légère mais prudente réserve, que c'est bien à une manifestation épidémique que nous venons d'assister, c'est précisément l'apparition, en 1898, comme en 1896-1897, mais avec des différences d'origine, sinon de nature, de facteurs étiologiques nouveaux et en quelque sorte inédits.

Parmi ces facteurs, le principal, il serait puéril et même dangereux de chercher à le dissimuler, c'est la pollution des eaux de la Compagnie.

Encore une·fois, je le répète, et si je ne donne ici pour le moment que mon opinion personnelle, je peux donner l'assurance que cette opinion est basée sur une étude approfondie des faits et qu'elle est l'expression d'une absolue conviction, je ne crois pas qu'il faille mettre au compte de l'eau de la Compagnie, au cours de l'épidémie de 1898, la production d'un très grand nombre de cas de fièvre typhoïde; mais il suffit qu'elle ait pu donner naissance à quelques-uns d'entre eux et qu'elle ait été qualitativement polluée pour que votre attention soit attirée sur ce point et que vous, *Société nationale de médecine*, gardienne seulement officieuse mais toujours vigilante des intérêts sanitaires de la cité lyonnaise, mettiez tout en œuvre pour obtenir que semblable fait ne puisse se renouveler.

DESIDERATA ET CONCLUSIONS.

C'est afin de vous permettre d'agir dans ce sens, auprès des pouvoirs publics, que votre Commission a été d'avis de formuler, comme conclusions au présent rapport, la série de *desiderata* suivants qu'elle soumet à votre appréciation et à votre jugement:

1° Rechercher les moyens, autres que ceux d'ordre coercitif ou pénal qui répugnent à l'esprit du corps médical, de rendre plus efficace et, par conséquent, plus réellement utile à l'hygiène publique et à la prophylaxie, la loi du 30 novembre 1892, sur la déclaration obligatoire de certaines maladies transmissibles.

2° Émettre le vœu que les puits qui existent en si grand nombre (5.253) à Lyon, surtout dans les parties basses de la ville, soient supprimés aussi complètement et aussi rapidement qu'il se pourra, cette suppression pouvant s'opérer aujourd'hui plus aisément qu'autrefois en raison de l'augmentation considérable du volume d'eau de la Compagnie réalisée par la mise en fonctionnement de l'usine du Grand-Camp (Petit-Projet), augmentation qui profite surtout aux quartiers qui possèdent le plus de puits, c'est-à-dire ceux de la rive gauche du Rhône. Demander particulièrement qu'il y ait suppression aussi immédiate que possible des 44 puits publics.

3° Insister auprès de la Municipalité pour que soient entrepris d'urgence les travaux indispensables au rétablissement d'un courant d'eau pure le long de la berge de Saint-

Clair, au niveau des ouvrages filtrants, et à la disparition de la lône stagnante et infecte qui, en temps de basses eaux, existe dans le voisinage des puits et de la galerie de filtration ; lui signaler notamment l'obstacle qu'oppose au courant du fleuve la terrasse à angle droit qui termine, au nord, le péré dans lequel sont forés les trois derniers puits les plus en amont.

4° Demander, d'autre part, à la Municipalité de vouloir bien, si cela est possible, en désintéressant les ayants-droit, entrer en possession immédiate des terrains qu'elle a acquis de l'Administration des hospices civils de Lyon et qui sont occupés, dans le voisinage des ouvrages filtrants, par des jardins maraîchers, des cabarets, etc., lesquels constituent une cause permanente de contamination accidentelle de l'eau de la Compagnie. Il paraît indispensable qu'une fois en possession effective de tous ces terrains, la ville les mette en état par des travaux appropriés et les transforme en une véritable zone protectrice, en les entourant de tous côtés d'une clôture suffisamment solide et infranchissable. Afin de parfaire la série d'améliorations ci-dessus indiquées, il serait désirable, en outre, que la ville de Lyon s'entendît avec la commune de Caluire pour supprimer dans le point où il se trouve, au niveau des bassins de filtration, le petit ruisseau qui descend du chemin des Soldats, ou en opérer tout au moins la réfection complète, de façon à éviter les infiltrations possibles et aussi le *modus faciendi* absolument délicteux qui a été signalé à la Commission (déversement direct des tonneaux de vidanges).

5° Prier M. le Maire de Lyon d'élaborer un règlement aux termes duquel, non seulement la Compagnie actuelle des eaux, fermière et gérante de la Ville, ne pourra en aucune circonstance aspirer dans les bassins de Saint-Clair plus de 70.000 mètres cubes d'eau par jour, mais devra encore se conformer pour les aspirations journalières aux indications d'un tableau qui fixera la proportionnalité du cube aspiré avec le niveau d'eau dans les galeries. Il est de la plus haute importance, en effet, de ne plus s'exposer à mettre

en suspension les particules, si peu abondantes soient-elles,
des couches superficielles de vase qui renferment toujours
des bactéries pathogènes ou suspectes. Il serait bon aussi
que des instructions soient données aux employés de la
Compagnie pour qu'en cas de rupture ou de fissure des
tuyaux de la canalisation générale, toutes les précautions
soient prises pour éviter l'aspiration et par conséquent une
pollution périphérique.

5° Peut-être serait-il bon que chaque année, au moment
de l'exacerbation estivale, et quand bien même il n'y aurait
pas à craindre l'apparition d'épidémies, le public soit pré-
venu, soit par voie d'affiches, soit par les journaux, qu'il
est prudent pendant la saison chaude, et afin d'éviter d'être
atteint par l'une ou l'autre des maladies saisonnières, de ne
boire de l'eau, celle des puits surtout, qu'avec réserve et
après l'avoir préalablement soumise à une ébullition de
quelques minutes. Ceci aurait, croyons-nous, le grand avan-
tage d'habituer la population lyonnaise à recevoir de ceux
qui ont la charge de ses intérêts sanitaires (Sociétés médi-
cales ou Municipalité) des avis ou des conseils ayant trait à
la santé publique, de sorte que si, par malheur, une épidémie venait à éclater, on ne verrait pas les gens être littéra-
lement affolés parce qu'une affiche officielle y fait allusion
et prescrit des mesures d'hygiène et de prophylaxie.

Me voici arrivé, Messieurs, au bout de ma tâche ; cette
tâche, je l'ai assumée, non parce que je pensais pouvoir
la convenablement remplir, mais pour cet unique motif
que mon devoir me paraissait être de l'accepter puisque la
Commission me faisait l'honneur de me la proposer.

Je ne me dissimule ni les imperfections, ni surtout les
lacunes de mon travail ; quelques-unes cependant sont vo-
lontaires, car je ne pouvais ni ne devais être trop long, ce
qui a été cause que, fatalement, j'ai dû laisser de côté bien
des points de l'histoire de l'épidémie actuelle, à coup sûr
intéressants, mais quelque peu secondaires.

Quant aux autres, vous voudrez bien les excuser, Messieurs, en considération du temps vraiment excessif qu'il

m'a fallu consacrer aux analyses bactériologiques et à la recherche dans de nombreux échantillons d'eau, du coli-bacille et du bacille d'Eberth ; je ne le regrette du reste pas, puisque ces opérations m'ont permis de découvrir non seulement une pollution absolument anormale, mais encore les causes mêmes de cette pollution, et peut-être aussi les moyens d'y remédier (1).

Le Rapporteur de la Commission,

G. Roux.

(1) Les conclusions du présent rapport ont été approuvées et adoptées par l'unanimité des membres présents de la Société nationale de médecine de Lyon, dans sa séance du 26 décembre 1898.

9 782013 691857